现代著名老中医名著重...

常见眼病针刺疗法

曹仁方 编著

人民卫生出版社

图书在版编目（CIP）数据

常见眼病针刺疗法/曹仁方编著.—北京：人民
卫生出版社，2012.2
　ISBN 978-7-117-15434-5

　Ⅰ.①常…　Ⅱ.①曹…　Ⅲ.①眼病—针刺疗法
Ⅳ.①R246.82

中国版本图书馆 CIP 数据核字（2012）第 004108 号

门户网：www.pmph.com	出版物查询、网上书店
卫人网：www.ipmph.com	护士、医师、药师、中医 师、卫生资格考试培训

现代著名老中医名著重刊丛书
第 八 辑
常见眼病针刺疗法

编　　著：曹仁方
出版发行：人民卫生出版社（中继线 010-59780011）
地　　址：北京市朝阳区潘家园南里 19 号
邮　　编：100021
E - mail：pmph @ pmph.com
购书热线：010-59787592　010-59787584　010-65264830
印　　刷：北京虎彩文化传播有限公司
经　　销：新华书店
开　　本：850×1168　1/32　　印张：5
字　　数：98 千字
版　　次：2012 年 2 月第 1 版　　2021 年 12 月第 1 版第 4 次印刷
标准书号：ISBN 978-7-117-15434-5/R·15435
定　　价：15.00 元

打击盗版举报电话：010-59787491　E-mail：WQ @ pmph.com
（凡属印装质量问题请与本社市场营销中心联系退换）

出版说明

　　自 20 世纪 60 年代开始，我社先后组织出版了一些著名老中医经验整理著作，包括医案、医论、医话等。半个世纪过去了，这批著作对我国现代中医学术的发展发挥了积极的推动作用，整理出版著名老中医经验的重大意义正在日益彰显。这些著名老中医在我国近现代中医发展史上占有重要地位。他们当中的代表如秦伯未、施今墨、蒲辅周等著名医家，既熟通旧学，又勤修新知；既提倡继承传统中医，又不排斥西医诊疗技术的应用，在中医学发展过程中起到了承前启后的作用。他们的著作多成于他们的垂暮之年，有的甚至撰写于病榻之前。无论是亲自撰述，还是口传身授，或是由其弟子整理，都集中反映了他们毕生所学和临床经验之精华。诸位名老中医不吝秘术，广求传播，所秉承的正是力求为民除瘼的一片赤诚之心。诸位先贤治学严谨，厚积薄发，所述医案，辨证明晰，治必效验，具有很强的临床实用性，其中也不乏具有创造性的建树；医话著作则娓娓道来，深入浅出，是学习中医的难得佳作，为不可多得的传世之作。

　　由于原版书出版的时间已久，今已很难见到，部分著作甚至已成为中医读者的收藏珍品。为促进中医临床和中医学术水平的提高，我社决定将部分具有较大影响力的名医名著编为《现代著名老中医名著重刊丛书》并分辑出版，以飨读者。

第一辑　收录 13 种名著

《中医临证备要》　　　　　《施今墨临床经验集》
《蒲辅周医案》　　　　　　《蒲辅周医疗经验》
《岳美中论医集》　　　　　《岳美中医案集》
《郭士魁临床经验选集——杂病证治》
《钱伯煊妇科医案》　　　　《朱小南妇科经验选》
《赵心波儿科临床经验选编》《赵锡武医疗经验》
《朱仁康临床经验集——皮肤外科》
《张赞臣临床经验选编》

第二辑　收录 14 种名著

《中医入门》　　　　　　　《章太炎医论》
《冉雪峰医案》　　　　　　《菊人医话》
《赵炳南临床经验集》　　　《刘奉五妇科经验》
《关幼波临床经验选》　　　《女科证治》
《从病例谈辨证论治》　　　《读古医书随笔》
《金寿山医论选集》　　　　《刘寿山正骨经验》
《韦文贵眼科临床经验选》　《陆瘦燕针灸论著医案选》

第三辑　收录 20 种名著

《内经类证》　　　　　　　《金子久专辑》
《清代名医医案精华》　　　《陈良夫专辑》
《清代名医医话精华》　　　《杨志一医论医案集》
《中医对几种急性传染病的辨证论治》
《赵绍琴临证 400 法》　　　《潘澄濂医论集》
《叶熙春专辑》　　　　　　《范文甫专辑》
《临诊一得录》　　　　　　《妇科知要》
《中医儿科临床浅解》　　　《伤寒挈要》
《金匮要略简释》　　　　　《金匮要略浅述》
《温病纵横》　　　　　　　《临证会要》

《针灸临床经验辑要》

第四辑 收录 6 种名著

《辨证论治研究七讲》　《中医学基本理论通俗讲话》
《黄帝内经素问运气七篇讲解》《温病条辨讲解》
《医学三字经浅说》　　《医学承启集》

第五辑 收录 19 种名著

《现代医案选》　　　　《泊庐医案》
《上海名医医案选粹》　《治验回忆录》
《内科纲要》　　　　　《六因条辨》
《马培之外科医案》　　《中医外科证治经验》
《金厚如儿科临床经验集》《小儿诊法要义》
《妇科心得》　　　　　《妇科经验良方》
《沈绍九医话》　　　　《著园医话》
《医学特见记》　　　　《验方类编》
《应用验方》　　　　　《中国针灸学》
《金针秘传》

第六辑 收录 11 种名著

《温病浅谈》　　　　　《杂病原旨》
《孟河马培之医案论精要》《东垣学说论文集》
《中医临床常用对药配伍》《潜厂医话》
《中医膏方经验选》　　《医中百误歌浅说》
《中药炮制品古今演变评述》《赵文魁医案选》
《诸病源候论养生方导引法研究》

第七辑 收录 15 种名著

《伤寒论今释》　　　　《伤寒论类方汇参》
《金匮要略今释》　　　《杂病论方证捷咏》
《金匮篇解》　　　　　《中医实践经验录》
《罗元恺论医集》　　　《中药的配伍运用》

5

《中药临床生用与制用》　　《针灸歌赋选解》
《清代宫廷医话》　　　　　《清宫代茶饮精华》
《常见病验方选编》　　　　《中医验方汇编第一辑》
《新编经验方》

第八辑　收录 11 种名著

《龚志贤临床经验集》　　　《读书教学与临症》
《陆银华治伤经验》　　　　《常见眼病针刺疗法》
《经外奇穴纂要》　　　　　《风火痰瘀论》
《现代针灸医案选》　　　　《小儿推拿学概要》
《正骨经验汇萃》　　　　　《儿科针灸疗法》
《伤寒论针灸配穴选注》

　　这些名著大多于 20 世纪 60 年代前后至 90 年代初在我社出版，自发行以来一直受到广大读者的欢迎，其中多数品种的发行量达到数十万册，在中医界产生了很大的影响，对提高中医临床诊疗水平和促进中医事业发展起到了极大的推动作用。

　　为使读者能够原汁原味地阅读名老中医原著，我们在重刊时尽可能保持原书原貌，只对原著中有欠允当之处及疏漏等进行必要的修改。为不影响原书内容的准确性，避免因换算等造成的人为错误，对部分以往的药名、病名、医学术语、计量单位、现已淘汰的临床检测项目与方法等，均未改动，保留了原貌。对于原著中犀角、虎骨等现已禁止使用的药品，本次重刊也未予改动，希冀读者在临证时使用相应的代用品。

人民卫生出版社
2011 年 10 月

前言

　　本书以针刺治疗眼病为主要内容。眼科的针灸治疗牵涉到眼科与针灸科之间的联系，但自古以来，它们各举一帜。虽然从殷朝武丁时在卜辞中开始有眼病的记载，但是到唐代在太医署（医疗行政机构）中，仍将眼与耳、口齿合为一科（相当现代的五官科）。至宋代太医署才将眼科独立出来。从此眼科专书不断问世，但是其内容均以方药为主，而应用针灸疗法治疗的只是极少的几症。虽说眼科专书中很少应用针灸处方，但在针灸专书中却提及眼科的证候较多。因此眼科针灸治疗的专著至今甚少。

　　余自 1958 年起开始针刺治疗近视眼的临床研究工作，并应用现代科学技术方法对针刺的某些机制（经络、穴位生物电方面）进行一些探讨。在天津眼科医院所见病种较齐全的良好条件下，受到天津针灸前辈郑静候老中医及刘文泉老中医、天津中医学院针灸系曹一鸣副教授、天津中医学院第一附属医院石学敏院长的教诲和指导，并希望余能在临床眼科针灸方面做出努力。由于近年来我国对外开放，设立国际针灸班。来我国学习针灸的外国朋友日渐增多，有关针灸国际学术交流活动逐渐频繁。在国外，针刺应用于眼科方面的内容已引起重视。1981 年《国际医疗卫生论文汇编》里介绍：一位外国眼科医生，她对于视网膜色素变性、视神经萎缩（在曾用过各种疗法及药物治疗无效的病例中挑选）使用眼部针刺治疗收到了满意的效果。因此她在文章中提醒眼科医生们："在治疗上无可奈何时，可以考虑用针刺下睛明、球后等穴，一定会给您和病人带来愉快"。一位外国的眼科医生尚如此重视针灸治疗，余亦鼓起勇气，愿将针刺治疗高度近视、视神经萎缩、视网膜中央动脉堵塞、视网膜色素变性、麻痹性斜视、癔病性黑矇、视神经脊髓炎以及眼底出血等眼科临床治疗难度较大病种的经验和体会贡献给同道，以供参考。

本书尊古而不泥古，本着中医现代化的精神，应用现代仪器的观察、检查方法（视野、眼底像、眼底荧光造影、视网膜电流图、穴位 X 线图像），丰富了中医四诊中望诊的内容。在治疗上着重内眼病，充分体现针灸治疗眼科临床难症的优点。为了解决临床难症，解除病人的痛苦，本书以针刺为主，在治疗方面尚参以必要的西药（散瞳药等）及临床具有明显疗效的中草药、方剂处方，以供参考。

余才疏学浅，不免存在错误与不足，恳求同道批评、指正。甚为感谢。

编者

于苏州市中医医院

目录

9

11

第一章　导　论

本书主要以针刺治疗为主。具体内容上将联系到针灸的基础理论和知识等方面。本章介绍针灸学的起源及简要介绍阴阳五行、脏腑、经络、营卫、气血的基本概念以及与眼的关系。

一、针灸的起源

针灸是用针刺和艾灸通过刺激人体的穴位达到治疗疾病的一种方法。早在石器时代，人们在劳动中发现以锋利的石片在人体疼痛的部位按扎，能祛除疾病，也就是"以痛为腧"、"砭石为治"的开始。约在公元前 22 世纪，伯益所著《山海经·东山经》中记载："高氏之山，其上多玉，其下多箴石。""箴石即砭石。当时用此石做"针石"、"镵石"、"砭石"之类的治疗工具，治疗疮疡之类的病症，谓之外治，即是针刺的起源。

由于我国地大物博，地理、气候条件各有不同。我们的祖先在不同的条件下，对当地的疾病发明了各种不同的治疗方法。如《素问·异法方宜论》记载："东方之域，天地之所始生也，鱼盐之地，海滨傍水，其民食鱼而嗜咸，皆安其处，美其食，鱼者使人热中，盐者胜

1

血，故其民皆黑色疏理，其病皆为痈疡，其治宜砭石，故砭石者，亦从东方来。"是说我国沿海一带多痈疡之疾病，当地发明了砭石用于脓肿的外治方法。"南方者，天地所长养，阳之所盛处也，其地下，水土弱，雾露之所聚也，其民嗜酸而食胕，故其民皆致理而赤色，其病挛痹，其治宜微针。故九针者，亦从南方来。"是说我国南方潮湿多雾，多关节病和肌肉疼痛等疾病，因此发明了九针的治疗方法。"北方者，天地所闭藏之域也，其地高陵居，风寒冰冽，其民乐野处而乳食，藏寒生满病，其治宜灸焫。故灸焫者，亦从北方来。"是说北方天寒地冻，人体脏器受寒后，发生胀满之疾病，因此当地发明用艾熏灸的治疗方法。根据《素问·移精变气论》之"毒药治其内，针石治其外"，当时认为药物内服达到的疗效为"内治"，而针灸则属于"外治"的范围。

二、针灸在眼科临床的意义

针灸治疗眼病在《内经》中早就有记载，如《素问·缪刺论》"邪客于足阳跷之脉，令人目痛从内眦始，刺外踝之下半寸所各二痏，左刺右，右刺左，如行十里顷而已。"《灵枢·热病》"目中赤痛，从内眦始，取阴跷。"这两段经文，说明古人对于目赤痛外眼病的治法及疗效方面已有认识。《灵枢·寒热病》"足太阳有通项入于脑者，正属目本，名曰眼系，头目苦痛取之，在项中两筋间"。这段经文更进一步说明脑髓与视神经之间的联系。随着眼科手术的发展，针具的改进，应用改革后的针具进行金针拨障术，更是针灸应用于眼科手术方面的一大发明。另外针刺治疗"视瞻昏渺"、"远视眈眈"、"目无所见"等症，标志了治疗已向内眼病方向发展。尤其新中国成立后针刺治疗眼病更有明显进展，例如已用针刺治疗近视、视神经萎缩、视网膜中央动脉堵塞等难度较大的疾病。这些治疗难度大的眼病在各种治疗无效的情况下，选用针刺治疗可以发挥它的独特功效。因此针刺疗法在眼科临床方面已成为不可缺少的内容之一。

三、阴阳五行学说、经络学说 与眼科针灸方面的关系

阴阳学说是祖国医学的基本理论。它是中医辨证论治的基础，是八纲中的总纲。由阴阳学说的推衍而发展形成五行、脏腑、经络、气血、营卫及四诊八纲等理论内容，以下主要介绍五行学说及经络与眼的关系。

(一) 五行学说

五行学说是以木、火、土、金、水五种自然物质作为代表，把自然界的物质属性进行归纳。这五类物质的抽象概念：木有条达之意、火有上炎之意、土有中和之意、金有肃杀之意、水有润泽之意。并且将自然、人体的各种相近性质的事物、现象进行归结（参阅表1）。

表1 五行属性归结

五行	木	火	土	金	水
五脏	肝	心	脾	肺	肾
五腑	胆	小肠	胃	大肠	膀胱
五轮	风	血	肉	气	水
	（黑睛）	（两眦）	（胞睑）	（白睛）	（瞳神）
五时	春	夏	长夏	秋	冬
气候	风	热	湿	燥	寒
生化	生	长	化	收	藏
五色	青	赤	黄	白	黑
五音	角	徵	宫	商	羽
五官	目	舌	口	鼻	耳
五味	酸	苦	甘	辛	咸
五体	筋	脉	肉	皮毛	骨
五志	怒	喜	思	忧	恐
五声	呼	笑	歌	哭	呻
五方	东	南	中	西	北

4

眼科的五轮学说是从五行学说推衍而来的，它的具体理论依据是《灵枢·大惑论》所言"五脏六腑之精气，皆上注于目而为之精。精之窠为眼，骨之精为瞳子，筋之精为黑眼，血之精为络，其窠气之精为白眼，肌肉之精为约束，裹撷筋骨血气之精而与脉并为系，上属于脑，后出于项中。"五轮学说包括眼科的解剖、生理病理的定位、疾病传变以及与脏腑之间的关系，指导了临床辨证施治。根据以上内容，现以五轮为纲要列表（表2）。

1. 肉轮（胞睑）

解剖位置：上下睑皮肤、睑板、睑板腺、睑结膜、睑部肌肉、眶神经。

疾病名称：①麦粒肿（土疡、眼丹、土疳、偷针）；②霰粒肿（胞生痰核、目疣）；③睑皮肤湿疹（实热生疮、风赤疮痍）；④睑缘炎（睑弦赤烂、风沿赤烂）；⑤倒睫（倒睫拳毛）；⑥沙眼（椒疮）；⑦睑结膜滤泡性疾病、滤泡性结膜炎、春季卡他（结膜型）病（粟疮）；⑧睑内翻（皮宽弦紧）；⑨睑外翻（脾翻粘睑）；⑩睑非炎性水肿（胞虚如球）；⑪睑炎性水肿（胞肿如桃）；⑫上睑下垂（上胞下垂、废睑）；⑬睑裂缩小（皮急紧小）；⑭眼睑痉挛（胞轮振跳、目闭不开）；⑮麻痹性斜视、共同性斜视、复视（视一为二、通睛、神珠将反、风引喎斜、风牵偏视）；⑯眼球震颤（辘轳转关、辘轳震颤）；⑰眶神经痛（阴阳邪风）。

2. 血轮（两眦）

解剖位置：泪腺、泪器、眦部结膜、皮肤。

疾病名称：①溢泪、流泪（流泪症、无时冷泪、无时热泪、迎风热泪、迎风冷泪）；②泪囊炎（大眦漏、漏睛疮）；③眦部结膜炎（赤脉传睛）；④眦部睑缘炎（眦帷赤烂）；⑤翼状胬肉（胬肉攀睛）。

3. 气轮（白睛）

表2　五轮所属解剖及生理功能（现代医学与
祖国医学名词对照）

五
轮

肉轮
（脾胃）

解剖：眼胞皮肤——上眼皮（属脾），
下眼皮（属胃），上胞——上
睑，下胞——下睑，睑里——
睑板、睑结膜，睑弦——睑缘，
睫毛——睫毛，约束——眼肌

生理功能：保护眼球、角膜，构成结膜
囊，眼球转动，眼裂开合

血轮
（心、小肠）

解剖：二眦、锐眦（外眦）——泪腺，
大眦（内眦）——内眦附近球
结膜，大眦肉——泪阜，泪窍
——泪小点

生理功能：保护结膜囊，泪液冲洗流
畅，泽润角膜

气轮
（肺、大肠）

解剖：白睛——球结膜、巩膜

生理功能：构成球壁外壳，球结膜与
睑结膜吻合成结膜囊

风轮
（肝、胆）

解剖：黑睛——角膜、前房、虹膜、睫
状体、神光、黄仁纹理——虹膜
纹理，青睛（黑睛、黑球、乌球
风轮）——角膜、虹膜

生理功能：构成屈光系统的一部分及光
线调节的重要部分之一

水轮
（肾、膀胱）

解剖：瞳神（金井、眸子、水轮、瞳
神）——瞳孔，神水——房水，
睛珠——晶体，神膏——玻璃
体，睛膜——脉络膜，视衣——
视网膜，目系——视神经

生理功能：构成屈光中间质，脉络膜对视
网膜的供养作用，感光的重要
部分及视觉信息传导部分

解剖位置：球结膜、巩膜。

疾病名称：①急性结膜炎（暴风客热）；②流行性结膜炎（天行赤热、天行赤眼）；③慢性结膜炎（赤丝虬脉）；④球结膜下出血（白睛溢血）；⑤泡性结膜炎（白膜侵金、金疳、逆顺障）；⑥巩膜炎（火疳、白睛青蓝、白睛俱青）。

4. 风轮（黑睛）

解剖位置：角膜、前房、虹膜。

疾病名称：①炎性角膜点状浸润、混浊（星翳、聚星障）；②角膜片状浸润、混浊（花翳侵睛）；③角膜实质炎（混睛障）；④角膜溃疡（聚星障、银花独见、花翳白陷、凝脂翳）；⑤角膜溃疡后期分泌物吸收表面下陷者（花翳低陷）；⑥角膜云翳（冰瑕翳）；⑦点状角膜翳（星翳）；⑧角膜软化症（疳疾上目、疳疾攻目）；⑨角膜表层骤起裂痕（眼轮激开）；⑩角膜穿孔、虹膜脱出（蟹睛症）；⑪角膜老年环（偃月障）；⑫角膜血管翳（赤膜下垂、垂帘障）；⑬前房积脓（黄液上冲、黄膜上冲）；⑭虹膜炎（瞳神缩小）；⑮虹膜前粘连（钉翳、钉翳根深）；⑯虹膜后粘连（瞳神干缺）；⑰出血性青光眼（瞳神放大、血灌瞳神）；⑱青光眼（绿风内障、黄风内障、五风内障），青光眼急性发作（雷头风）；⑲眼球穿通伤（真睛破损、血灌瞳神）。

5. 水轮（瞳神）

解剖位置：瞳孔、房水、晶体、玻璃体、脉络膜、视网膜、视神经。

疾病名称：①色素膜炎各阶段表现（神光外逸、视

7

惑、青盲、暴盲、青风内障、云雾移睛）；②色素膜前路炎症——虹膜粘连（瞳神欹侧、瞳神干缺）；③前房积脓（黄液上冲、黄膜上冲）；④近视（视近怯远）；⑤远视（视远怯近）；⑥老年性白内障（各期、各种形态）（冰翳、滑翳、涩翳、浮翳、沉翳、偃月翳、枣花翳、白翳黄心、黑水凝翳、如银障、圆翳内障、青盲有翳）；⑦先天性白内障（枣花翳）；⑧外伤性白内障（物伤内障、惊震内障）；⑨玻璃体混浊（云雾移睛、黑花蝇翅、飞蚊幻见）；⑩眼内出血（各种表现）（血灌瞳神、云雾移睛、眼衄、暴盲）；⑪中心性浆液性视网膜脉络膜炎、视网膜脉络膜炎（视惑、视瞻昏渺、视瞻有色、云雾移睛）；⑫视网膜色素变性（高风内障、阴风内障）；⑬夜盲症（雀目）；⑭色盲（视赤如白）；⑮视网膜中央动脉堵塞（暴盲、青盲）；⑯视网膜中央静脉堵塞（各种表现）（视瞻昏渺、目衄、云雾移睛、暴盲、青盲）；⑰原发性视网膜脱离（各种表现）（暴盲、青盲、神光自逸、云雾移睛）；⑱癔病性弱视、黑矇（暴盲）；⑲弱视（目睛不明）；⑳视神经脊髓炎（暴盲）；㉑视神经炎、视神经萎缩、球后视神经炎（视瞻昏渺、视瞻有色、暴盲、青盲）。

（二）经络学说与眼科的关系

本节主要介绍经络气的临床及研究观察、经络与眼的关系。

1. 经气的意义　经络络属着本经的脏与腑，脏腑有着自己的精气。五脏六腑之精气的沟通、联结是依靠各经脉的联系循行，从而表现出经络的生理功能。眼的生理功能，也同样通过经络气血的流注来完成。如《素问·五脏生成》"肝受血而能视"，《素问·脉要精微论》"精明者，所以视万物，别白黑，审短长"，《素问·五脏生成》"诸脉者皆属于目"，《灵枢·大惑论》"五脏六腑之精气，皆上注于目"，《灵枢·脉度》"肝和则目能辨五色"等记载说明眼部经脉气血与五脏六腑之精气的上注濡养有密切的关系，从而表现出视觉、色觉等生理功能。

经气无论在脏腑、器官，以及处于生理或病理状况下，都能够体现出它的存在和作用。它有着一定的物质基础。这物质基础到底是什么？如何显示它的存在、活动等情况呢？

我们通过《针刺手法"烧山火"、"透天凉"关于经络气的红外线图像观察》课题的实验观察，初步分析所得观察结果，有以下几点体会：

（1）祖国医学中的"气"是有它的物质基础的。观察证实了"气"是一种能量又是具有一定频率的信息，它能以信息状态的形式沟通、联系四肢百骸、五官七窍，达到内联脏腑、外络肢节的作用。

（2）针刺手法"烧山火"、"透天凉"在主观感觉与客观红外线图像指标方面，存在某些一致性。通过它能导出具有红外线为主的"气"的显示内容。红外线仅是表现"气"的能量信息中的一个方面。

（3）针刺手法导出的红外线图像是沿着经络循行路线进行发放、传导的，观察到"气"的动态活动与主觉症象是完全符合的。

2. 经络与眼的关系　在上面已经说明了气血对眼的关系，它们依赖经络的贯通和联系，才能构成一个统一的整体，对眼来说才能保持视觉功能的健全。

从经络与脏腑相通的关系来看，眼与十二经脉直接或间接互相关联。另外在奇经八脉中：任、督、阳跷、阴跷、阳维、阴维，这六条经脉也是以眼部作为起、合点的。它们分布如下：

（1）集中于眼或眼附近的经脉：手阳明大肠经："其支者……上挟鼻孔"。手少阴心经："其支者……系目系"。手少阳三焦经："其支者……至目锐眦。阳跷脉："至目内眦"。阴跷脉："属目内眦"。阳维脉："终于眉"。督脉："循额，至鼻"。任脉："循面，入目"。

（2）起于眼或眼附近的经脉：足阳明胃经："起于鼻之交頞中，旁纳（足）太阳之脉"。足太阳膀胱经："起于目内眦"。足少阳胆经："起于目锐眦"。

（3）经过眼或眼周围的经脉：手太阳小肠经："其支者……至目锐眦，却入耳中……至目内眦，斜络于颧。"足厥阴肝经："连目系，上出额……其支者，从目系下颊里"。

（4）分布于眼的经筋：太阳为目上网，阳明为目下网；足少阳之筋……结于目眦为外维。说明这些经筋分别维系在上睑、下睑、外眦部。

《灵枢·邪气脏腑病形》"十二经脉，三百六十五络，其血气皆上于面而走空窍，其精阳气上走于目而为睛"。结合《灵枢·大惑论》的经文，后世医家刘河间在他的《河间六书》中论述为"眼通五脏，气贯五轮"。

由于经络的"贯"、"通"作用，使内脏与眼互相维系。

《灵枢·经别》："十二经脉者，人之所以生，病之所以成，人之所以治，病之所以起"。是说人的生长发育、发病、治疗，不论在生理功能还是在病理过程中，均与经络有关。眼的情况也不例外。因此眼病的形成，不论是外感六淫，或是内伤七情，都是通过经络反映在眼的有关经脉循行部位上。例如：因太阳经受邪者，每见头项痛，上胞红肿，赤脉翳白从内眦出。邪客于阳跷之脉，目痛从内眦起。因此同一眼病，由于经络受病不同，它们的症状表现与治疗方法也有所不同。又例如：赤脉从上而下者为太阳病；从下而上者为阳明病；从外走内者为少阳病。这对于分经辨证论治具有指导意义。临床曾遇到过这样一例患儿，起病先于左脚小趾疼痛，继而沿着足太阳膀胱经走行方向，出现两下肢瘫痪，接着出现膀胱失司（尿失禁）、两眼暴盲。按照足太阳寒痹——双目暴盲辨证施治，收效满意。

（5）络脉、经筋与眼肌的关系：明代医家王肯堂的《证治准绳》中提到"大六络"，也就是指六条眼外的肌肉。它是包裹在眼球外的，谓之"约束"，它是依靠支而横行的络脉、孙络来滋养的。经筋大多是指肌肉、肌腱而言。在眼部的经筋是眼球外的"约束"——大六络，即眼球的调节肌（直肌、斜肌）。在《灵枢·经筋》篇提到"足太阳为目上网，足阳明为目下网"，这里说足太阳膀胱经筋维于上眼胞，足阳明胃经筋维于下眼胞，"维"则如网络维系之状，因此包括眼睑肌、眼轮匝肌在内。从临床观察，针刺外眦角部位的"外直肌"

穴位，对内斜视（外直肌麻痹）取得满意的疗效，其机制即因足少阳之筋结于目眦为外维。也是膀胱经筋、胃经筋的筋维交接之处。所以眼部的肌肉与经筋有着密切的关系。

临床观察发现，在缺血性疾病的患者中，有着不同程度的眼肌病症（如上睑下垂、复视）。经同视机检查可以出现一条或多条眼肌的麻痹，明显出现麻痹性斜视。这往往在大脑血管的血流量下降时产生，同时全身情况出现乏力、记忆力衰退等。尤其在脑部的动眼神经核处于缺血、缺氧的情况下，可以表现为上睑下垂和眼外肌的麻痹，出现复视和麻痹性斜视。因此眼肌的功能恢复与络脉有着密切的关系。

12

第二章　眼科临床针灸

介绍眼科临床四诊八纲、眼科的辨证与辨病之间的关系、眼科临床配穴法、针刺手法与其物质基础、眼科施用手法、眼周围的穴位介绍、睛明穴深刺的体会、十四经有关眼科的经穴、古代针灸治疗眼病歌赋、近代针灸眼科辨病（证）取穴选编等内容。

一、眼科临床四诊八纲的特点

眼与五脏六腑的经气有着直接的联系。根据五行、五脏配五轮的五轮学说，在眼科辨证论治方面具有它的独特性。眼科中的四诊，以眼部的望、问二诊为重点，主要以泪眵、视觉、疼痛、翳膜、内障外翳为中心内容，根据眼的五轮部位、归属脏腑、经络进行辨证论治。眼科八纲的应用，主要在于阴阳辨证和虚实辨证方面。具体辨证：辨眼红的颜色深浅暗淡、辨翳膜的深浅浮坚及色泽、辨疼痛性质（昼痛——阳虚；夜痛——阴虚；隐痛——阴虚、火动；剧痛——实热）、辨视觉障碍（黑花、云雾移睛——肝肾两亏；晨起昏花——阳虚；夜间昏暗——阴虚；视力突然消失——脉道闭阻；伴暴赤疼痛、羞明流泪——时邪风热）、辨眵泪（热泪多眵——外邪于肺、肝；冷泪目昏——肝肾两虚）、辨

13

翳膜（在风轮为翳，厚者为膜，在水轮为内障）。

过去的中医眼科著作中，多以外眼病为主，内眼病的记载较少。目前临床需要得到解决的课题是治疗难度较大的内眼病。而通过针刺治疗，在临床上有所收益，从而体会到有些眼病与全身情况有关。除了眼部的望诊外必须强调全身的望、问、闻、切，四诊相参才能得出一个满意的治疗方法。

问诊：如眼底出血的病例中，妇女月经来潮时期容易反复出血，因此妇女的月经史对眼底出血有其特殊意义。又如色素膜炎（在中医里牵涉若干证候——包括前路、后路、急性期和缓解期），往往在急性期或要复发的前期，可以出现大便秘结。在施治中，清热通便是良策（釜底抽薪法之运用）。这种病人在发作期，可以出现耳鸣、脱发、白斑（白癜风）。在慢性缓解期为肝肾两亏的虚证。

切诊：血虚：出血性、缺血性眼底病变，脉细、沉稍数。外实证：急性结膜炎、麦粒肿的急性期、色素膜炎的急性期，脉弦、洪大。

望诊：无论外证或眼底出血，眼底血管颜色鲜红、肿，为实证；色暗紫红、眼底网膜皱摺，为虚证。在出血性青光眼，虹膜表面出血呈无光泽，似"红烛之蜡"，为阴虚证。

闻诊：急性角膜炎或角膜溃疡、前房积脓的病人多见大便秘结；虹膜炎的病人，可以出现口臭。糖尿病性眼底病变或出血患者，可以闻到一种特殊的口腔气味。

眼科的望诊，通过现代化的检查方法（如视野、裂隙灯、眼底照相、眼底荧光造影、视网膜电流图、X线定位、CT等）更丰富了辨证的内容。为疾病的确诊与施治提供了可靠依据。

在20世纪80年代的今天，眼科辨证不能停留在辨视觉障碍、辨眵泪、辨疼痛、辨翳障等方面，而应该从外眼逐渐深入到内眼。为此，除了辨以上这些内容外，结合现代科学技术的进展，也应该将望诊的范围扩大。

对眼底出血的病人，必须辨其出血的新鲜、陈旧，是否反复，有否出血性机化物、渗出物。因此必须掌握眼底望诊。如果作为一名眼科医生或治疗眼底病的针灸医务工作者，不能掌握眼底情况，治疗也只能处于盲目、被动之境地。例如：在出血期（指新鲜出血），眼底窥不见，眼底镜下呈一片漆黑，无红色反映。此时宜用凉血止血为主的方药，兼加轻度活血化瘀，再根据全身辨证而加减药味组成方剂。在反复出血期，眼底镜下可见片状、焰状的新鲜出血，并见陈旧性深红色出血斑及出血性白色机化物。此时宜用凉血止血、活血化瘀并重的方法。当新鲜出血基本吸收，以陈旧性暗红色出血及机化物为表现者，宜用行血化瘀为主。如果以陈旧性机化物为主要眼底表现，血管在白色机化物、渗出物中出没，只显示部分血管轮廓，宜用软坚破瘀为主的组方。在治疗过程中，机化物逐渐吸收，网膜、血管的轮廓逐渐显露清楚。根据这些所见，破瘀强烈的攻坚药物，宜逐渐减量或减去。这样不致于造成新的出血。

15

二、眼科辨证与辨病的关系

　　中医眼科均以症（证）为主，进行辨证论治。而在临床上，辨病较辨症更进了一步。因为病有它的发生、发展的一系列演变过程，较为复杂。在具体的发展阶段中，可以出现不同的症象。并且往往有一至数症同时并见。人们在对疾病的认识过程中，首先是对症象的认识。为了解除疾病的痛苦，首先从辨证着手，从而对它进行分析、研究得出治疗法则，决定治疗方案，制定出具体处方（取穴、手法）。

　　辨病则更为困难。它将要分析所包含的各种症象，得出以某一症象为主证。综合、分析、归纳其病因病机，同样也以理、法、方、药（穴位、手法）来施治于临床。现在举例说明病与症之间的关系。例如暴盲症，是以时间急迫为主要表现，突然失明为主诉而得名。临床上如癔病性黑矇、青光眼急性发作、视网膜中央动脉堵塞均可出现视力突然消失或明显视力下降。而它们的病因病机、治疗法则可以完全不同；另外有些是一种疾病的各种病变阶段，有各种临床症象：如色素膜炎，它表现在前路（虹膜睫状体综合征），可以出现房水混浊，严重者前房积脓、虹膜粘连；在后路可以有玻璃体混浊、眼底出血。在这阶段视物模糊，出现飞蚊症，急性发作早期病人主诉眼前闪光等症象。以上这些在中医辨证中是属黄液上冲、瞳神干缺（前路）；视瞻昏渺、云雾移睛、有眼前闪光为神光外逸（后路）。又如眼底出

16

血，突然视物不见为暴盲；又如白内障，因它的各期形态及颜色、性质不同（先天性、外伤性、老年性）和混浊晶体处于膨胀期、过熟期的不同表现，分别命名为圆翳内障、银内障、冰翳、滑翳、浮翳、沉翳、枣花翳、黄心白翳等。这样就造成了一病多名的复杂现象，初学者不易掌握。

为了使读者了解病与症之间的联系，本书为此在各章节中以病为主，附有各症名称。

三、眼科临床配穴法

根据眼科特殊要求，现将有关眼科针刺的具体配穴原则介绍如下：

首先根据眼病的性质、发病机理、全身健康情况、病的虚实进行考虑取穴配方。

17

1. 取穴须远、近配合，先取眼周围的经脉穴位，再配远道与其有关的腧穴。

2. 病急者，取其治标穴位。如青光眼急性发作之头痛欲裂先刺止痛穴。

3. 病缓者，治其本。考虑针对病因治疗调整全身情况，改善血管供养，增强机体抵抗力，尤其对属于慢性病或萎缩、退行性病变的眼底疾病。

4. 因七情内伤者，调其神。选用能改善神志及精神状态的穴位，也称醒神（脑）开窍，如癔性黑矇、弱视者。

5. 出血者，止血、活血必须同时并举，出血急者偏重于止血,陈旧者偏重于活血。以健脾统血取穴。

6. 眼底血管阻塞,根据堵塞血管取其有关经脉。

鼻上支血管:取任、督、阳跷、阴跷、膀胱经。

鼻下支血管:取大肠、胃、小肠经。

颞上支血管:取阳维、三焦、胆经。

颞下支血管:取胆、三焦、胃、小肠经。

黄斑区或视网膜中央动脉全阻塞:取心、肝经。

眼底动脉堵塞,无论何支(或全阻塞),加阳明经多气多血之原穴——合谷。

7. 治眼取穴基本以眼周围的腧穴为主,根据全身情况与眼病直接有关者,可适当采用五输配穴法、原络配穴法、郄会配穴法、俞募配穴法、八脉配穴法,配以体穴治之。

18

四、针刺手法与其物质基础

临床上有些针灸医务工作者,不重视针刺手法,甚至认为手法没有内在根据。

我们在穴位、手法生物电研究基础上,进一步根据量子生物学的理论分析研究,拟定了以红外线热图仪,对经络气、手法之物质基础进行研究的课题。1982~1984 年通过对针刺手法"烧山火"、"透天凉"的红外线图像观察,认为手法引起的临床效应,病人主觉"热"、"凉"感,与在红外线图像上的客观显示有它的一致性。由此证实手法是有它的物质基础的。

在眼科临床上施用手法可以提高疗效,这里是指对远道的体穴施用补泻手法。但治疗时须辨明虚实，然后决定补泻。

上述手法虽能取得临床明显疗效，但在眼科治疗时与内、外科之治疗有所区别。眼科要求细而精的操作，尤其在眼区的穴位，有别于四肢、胸背部的穴位。眼区穴位、血管丰富，周围组织疏松（极易引起肿胀）。在这种情况下，进行手法操作容易引起球后出血，不利于继续对疾病的观察与治疗。历来医家不主张在这些穴位上施行手法。尤其像视网膜色素变性等疾病，血管本身处于闭塞性血管硬变的状况下，普通轻微操作也易出血，何况再进行手法操作呢？特别是强烈的补泻手法。因此本书对于眼区穴位所施行的手法，要求是轻度提插法进针（如深刺睛明穴，应轻度向里推插法），小幅度、轻慢捻转。而在远道穴，可以根据病情，施用"烧山火"或"透天凉"手法。

19

五、眼周围的穴位介绍

(一) 眼周围的穴位

1. 以眼眶为界（眶缘以内）的穴位：睛明、上睛明、下睛明。

鼻侧上方：见阳$_4$

正上方：中明

外眦角：外直肌

颞下方：见阳$_3$、球后

下方正中：承泣

鼻上方：见阳、见阳$_1$

鼻侧眶上切迹缘：上斜$_1$、上斜$_2$

2. 眶缘外的附近穴位

鼻侧眉端：攒竹

眉中部：鱼腰

颞侧眉端：鱼尾

颞侧外眦部：瞳子髎

颞侧上方：太阳

瞳孔直下眶下孔陷处：四白

鼻侧下方：迎香

（二）临床眼部穴位的应用

睛明：目内眦角外一分，稍偏上许。主治一切眼病。为手足太阳、足阳明、阴跷、阳跷五脉之会。深刺可达 1.2～1.5 寸，禁忌灸。

上睛明：睛明穴上二分。主治与睛明相同，属经外奇穴。

下睛明：睛明穴下二分。主治与睛明相同，属经外奇穴。

承泣：瞳孔正视直下眶缘处。主治目赤痛多泪、雀目、近视、口眼㖞斜、目瞤动。为胃经之穴，足阳明、阳跷、任脉之会。

四白：瞳孔正视直下，眼睑直下一寸，眶下孔凹陷处。主治目赤痛、目翳、口眼㖞斜。足阳明之穴。

攒竹：眉头陷中。主治目眩、视物不明、流泪、赤眼肿痛、眼睑瞤动。为足太阳经之穴。

瞳子髎：目外眦外五分。主治各种眼病、目翳、青盲、目赤痛、流泪、远视眈眈。足少阳经之穴，为手太阳、手足少阳三脉之会。

球后：位于下眶缘弧线的内 2/3 与外 1/3 交界处。主治视神经萎缩、眼肌麻痹、视网膜中央动脉堵塞。

鱼腰：眉中心。主治目赤、目翳、目眴动（攒竹透鱼腰、鱼尾）。

鱼尾：眉稍、瞳子髎穴微上。主治目疾、目眴动。

外直肌：由外眦角直刺向外直肌。主治外直肌、下斜肌麻痹。

见阳：下睛明下二分稍外、眶下缘处。主治视网膜中央动脉堵塞，视神经萎缩，下斜肌、下直肌麻痹。

见阳$_1$：承泣与见阳之间。主治视神经萎缩。

见阳$_2$：球后与承泣之间。主治上下直肌、上斜肌麻痹。

见阳$_3$：球后穴外上三分眶缘处。主治视神经萎缩。

见阳$_4$：上睛明上三分，眶上缘内上角凹陷处。主治视网膜中央动脉堵塞，上下斜肌、上直肌麻痹。

上斜$_1$：眶上缘切迹鼻侧二分处。主治上斜肌麻痹。

上斜$_2$：眶上缘切迹颞侧二分处。主治上斜肌麻痹。

中明：眶上缘中点。主治上斜肌、上直肌麻痹。

六、睛明穴深刺的体会

眼部穴位的深刺对于治疗内眼病，在临床上有它的特别意义。而对此初学针刺的同志颇感困难，尤其是对

21

睛明穴的针刺。历代医家认为睛明穴是治疗眼病的要穴。我们认为作为一名针灸医师要治疗眼科中较困难的疾病，或眼科医师要想通过针刺的方法，解除一些目前西医治疗方法解决不了的疾病痛苦时，必须掌握眼部深刺的方法。睛明穴在古典针灸书籍记载中仅针刺六分，我们在临床上深刺达 1.2～1.5 寸。该穴操作不当易引起球后出血。对操作生疏的医生往往为此而发愁，一旦遇到球后出血就不知所措，病人也感恐惧。因此而不敢再取用此穴。许多眼病因此失掉治疗机会而殊感可惜。为此这里详细介绍一下对睛明穴进行深刺的方法、球后出血的原因以及球后出血的处理方法。

（一）睛明穴取穴体会

历代医家均认为睛明穴是治疗眼病的要穴。掌握此穴，对于眼病的治疗（尤其是内眼病）颇有意义。在取穴的位置、方法及进针的深度方面正确与否，与临床收效有着密切的关系。而在历代针灸经典著作中，在取穴位置、进针深度方面各有差异。为了深入研究这些具体内容，这里做了睛明穴位资料考证。

1. 晋朝 《针灸甲乙经》，皇甫谧作。

清明，一名泪孔，在目内眦外，手足太阳、足阳明之会。刺入六分，留六呼，灸三壮。

2. 唐朝 《外台秘要》，王焘作。

名泪孔，目内眦。

3. 宋朝 《铜人腧穴针灸图经》，王惟一作。

睛明二穴，在目内眦，五脉之会。

4. 宋朝 《西方子明堂灸经》，西方子作。

22

目内眦外头畔陷者宛宛中，不灸。

5. 宋朝　《针灸资生经》，王执中作。

睛明二穴，一名泪孔，在目内眦，针寸半、留五呼，雀目者可久留针，然后速出，禁灸忌同。明堂云：目内眦，头外畔，陷宛宛中，针分半，留三呼，补不宜灸。一云：目内眦外一分。按明堂云：针一分半。铜人乃云：入一寸半。二者必有一误写一分为一寸。

6. 明朝　《针灸聚英》，高武作。

一名泪空，目内眦。（引《明堂》、《铜人》资料内容与《资生经》相同）。

7. 明朝　《针灸大全》，徐凤作。

面部二行左右十穴——"面眦之畔睛明属"。

8. 明朝　《循经考穴编》。

足太阳起目内眦睛明，一名泪孔，穴在目内眦空中。广注：内眦头外一分许宛宛中，手足太阳、足阳明、阴跷、阳跷五脉之会。素注：针六分、留六呼。一法：刺三分，雀目者，可久留针，然后速出针。禁灸。主一切目疾、胬肉攀睛、眼红肿痛，迎风冷泪、内外翳障，不宜深刺。

9. 明朝　《针灸大成》，杨继洲作。

睛明在目内眦头外一分许，针一分半，雀目者久留针，后速出，禁灸。

有人认为睛明穴应在内眦部（具体位置不明确），甚至在内眦球结膜处进针，这种方法在实际操作上是不符合深刺条件的。在内眦的深层，有内眦韧带的阻挡，在这里进针将会造成很大困难，而且极容易造成出血，

23

患者也感到特别疼痛。而在结膜面进针则容易造成感染的机会。要找到既不会引起球后部出血，又能做到深刺的部位，我们在临床实践中摸索体会到，取睛明穴，以合目后在内眦角外一分稍偏上许处，也正是眼眶与眼球之间最大的间隙凹陷中。这正是针灸经典著作中所记载的内眦角的宛宛中，"宛宛"指体表凹陷、低洼之处。说明这个部位是最佳位置。此处既能深刺，又不易出血，进针后阻力最小，可轻松向前推进，毋须过于捻转。

（二）睛明穴深刺要领和操作体会

1. 进针　凡是针刺眼眶边缘的穴位，一定要做到手法、进针轻、快、准。

在针刺睛明前，必须用左手食指（押指）摸一下要下针的正确位置。经皮肤消毒后，令病人眼睑放松（眼轮匝肌松弛）。并告之，下针之时切勿紧闭眼睑，要求对针在通过皮肤层时的疼痛忍受一下，放松眼睑肌肉。这样才能保证进针顺利。要求术者在针尖穿透皮肤时，以快速小幅度捻转，达到迅速刺入皮肤的目的。穿入皮肤后不宜捻转，趁眼睑肌肉放松之际，将针向前推送，不能中断、暂停，需一气呵成。往往在顺利推进过程中，稍有停顿，再要继续向前推进，就会发生困难。如强行前推容易引起球后出血。更不能在有阻力、抵触的情况下，将针向前推进。

2. 方向　为了使毫针达到深刺目的，由于眼球是椭圆形的，而眼眶结构似口向外尖朝里的漏斗形。因此在某一段距离范围内，使得眼球的圆弧状外壁与骨性眶壁之间的距离狭小。如果针进入后，针的方向不做一些微量调整，则会使毫针沿着球外呈切线方向前进。最后针尖抵至眶骨壁上，无法继续深入。因此在睛明穴针刺时，必须顺其弧形之势稍稍有针向的变化。即进入皮肤如果很顺利推到约20毫米左右，可稍向锐眦方向转1°左右，使毫针深刺更为顺利。

为了初学深刺者免于刺伤眼球或引起出血，可以令患者眼球向外眦方向转动，使进针更加顺利。

3. 起针　用消毒棉球按在针旁，轻压皮肤（不使皮肤因提针而随起）。轻提针，顺着针的直线方向提起、退针。勿捻转，切勿用力过猛或操作粗暴。否则容易造成出血。

（三）深刺睛明穴引起球后部出血的原因

1. 病种与年龄　老年人以及具有血管硬化、毛细血管脆性大的，有心血管病者，高血压病、糖尿病等病人，眼科中尤其是视网膜色素变性及视网膜中央动脉堵塞伴有心血管疾患的病人，容易出血。

2. 在针刺时患者不能配合，眼轮匝肌过紧，使针受到阻力，而又强行推进、捻转，则容易引起出血。

3. 进针时或留针时，病人睁眼或眼球来回转动。

4. 针刺的毫针太粗（需用28～30号针），不光滑或针尖部有细钩。

5. 进针时手法太重或动作粗暴。进针过程中，遇到阻力或抵触感时，仍继续捻转、推进。

6. 起针时，方向不顺着针的直线方向提起，动作太快、太猛，操作粗暴。

（四）球后出血的处理

1. 出血早期的症象和处理　对眼眶周围穴位深刺的病人，起针后必须观察眼睑（胞睑）1 分钟，尤其是针刺晴明穴时。如果见到较针前有轻度肿胀，必须立即用消毒棉球压迫针孔处，用手掌的鱼际肌加压。当患者自己用手压时，会诉说有疼痛或胀痛，或有眼球发胀痛。此时必须用力压迫 10～15 分钟。之后稍有些睑部浮肿，不会有什么关系。4 小时后可以进行眼部热敷以促进吸收。

2. 球后部出血的处理　球后出血常常发生在给病人起针后，病人眼睑突然（约在 3～4 秒钟）高度肿胀。病人此时感到眼部发紧、睁不开眼。上下睑的皮下如鼓气状，眼裂消失，眼球稍前突。压之疼痛发胀，随着时间延长肿胀程度加重。患者自觉眼球似"外脱"的胀痛。处理方法：

（1）术者必须镇静、沉着，安慰病人不必紧张和惊慌，并解释这些情况对眼球和治疗等没有影响，不要害怕。处理动作要迅速、敏捷。

（2）用四头绷带，加眼垫，加压包扎（当时患者可能感到眼球有些胀痛）。

（3）如没有四头绷带，可以用普通眼罩，多加几层眼垫或消毒敷料。

（4）嘱患者回家后，4 小时后可以把绷带或眼罩取下，进行眼部热敷，促进吸收、消肿。

（5）对初次进行这种针刺治疗的病人，事先应把估计会发生的情况交代清楚，说明有可能会发生球后出血

（眼睑青肿）的情况，但是对眼没有什么妨碍和影响。这样使患者在思想上有所准备，不至于在发生球后出血时，产生恐惧心理，造成紧张、慌乱等。

七、十四经有关眼科病的经穴

针灸的腧穴，常用于眼科病的并不算多，在上一节中是重点介绍眼部及眼部周围的穴位。现在将常见眼科病（症）常用穴位介绍如下。

十四经有关眼科病（症）经穴（包括 48 病、症，135 穴位）：

（一）肺经

天府：白内障、目眩、远视䀮䀮、目昏花。

列缺：口眼㖞斜。

太渊：目痛生翳。

少商：夜盲、目赤痛。

（二）大肠经

商阳：青盲。

二间：目昏花。

三间：目痛。

合谷：各种眼病、目翳。

阳溪：目翳、目赤痛。

偏历：目不明。

下廉：偏正头痛、目痛。

上廉：偏正头痛。

手三里：口眼㖞斜。

27

曲池：目赤痛。

臂臑：视物不明。

迎香：口眼㖞斜。

（三）胃经

承泣：目瞤动、口眼㖞斜、近视、雀目、多泪、目赤痛。

四白：目翳、口眼㖞斜、目赤痛。

巨髎：白内障、青光眼、目瞤动、口眼㖞斜、近视、多泪、目赤痛。

地仓：口眼㖞斜。

大迎：眼睑痉挛。

颊车：口眼㖞斜。

下关：口眼㖞斜。

头维：多泪、目赤痛。

足三里：目疾、口眼㖞斜。

解溪：目疾、目赤生翳。

冲阳：口眼㖞斜。

陷谷：目赤痛。

内庭：目痛。

（四）脾经

三阴交：眼睑瘙痒。

（五）心经

青灵：目黄胁痛。

少海：偏正头痛、目眩。

通里：偏正头痛、目眩。

神门：青光眼、目黄。

（六）小肠经

少泽：目翳。

前谷：目痛、目翳。

后溪：目翳、目赤痛。

腕骨：目翳。

养老：目不明。

支正：目眩。

肩中俞：目不明。

颧髎：目瞤动、口眼㖞斜。

听宫：目无所见。

（七）膀胱经

睛明：内外翳障、赤眼、胬肉、各种眼病、青盲、近视、雀目、多泪。

攒竹：目眩、目不明、目瞤动、多泪、目赤痛。

曲差：目不明。

五处：目不明。

承光：目生白翳、目不明、青盲。

玉枕：目不明、目痛。

天柱：远视肮肮。

大杼：目眩、远视肮肮。

肺俞：眼内出血。

心俞：远视肮肮、流泪、目赤痛。

肝俞：目中漠漠、白内障、青光眼。

脾俞：夜盲。

胃俞：夜盲、目赤痛。

肾俞：眼内出血、目痛不明、目昏花、目不明。

29

膏肓：目痛不明。

委中：偏正头痛、目眩、目昏花。

飞扬：偏正头痛、目眩。

昆仑：目眩。

申脉：目无所见、青光眼、目眩。

京骨：目翳。

束骨：目眩、多泪。

通谷（足）：目眩。

至阴：目赤生翳。

（八）肾经

涌泉：目无所见。

水泉：远视䀮䀮。

照海：目赤内眦始、外眦痛。

横骨：目赤内眦始、多泪。

大赫：目赤内眦始、多泪。

四满：目赤内眦始、多泪。

中注：目赤内眦始、多泪。

肓俞：目赤内眦始、多泪。

商曲：多泪。

石关：目赤内眦始、多泪。

阴都：目赤内眦始、多泪。

通谷（腹）：目赤内眦始、多泪。

（九）心包经

曲泽：偏正头痛、目眩。

内关：目昏花、多泪。

大陵：目赤暴痛。

（十）三焦经

关冲：目翳。

液门：多泪。

中渚：目赤暴痛、目翳。

阳池：目赤暴痛。

外关：目生白翳、胬肉、雀目、多泪。

支沟：目痛。

天井：目痛。

天牖：目昏花。

翳风：口眼㖞斜。

瘈脉：目不明。

角孙：目翳

丝竹空：面掣眉跳、倒睫、偏正头痛、赤眼、外眦痛。

（十一）胆经

31

瞳子髎：远视䀮䀮、各种眼病、青盲、目翳、雀目、多泪。

听会：口眼㖞斜。

上关：口眼㖞斜。

颔厌：目眩、外眦痛。

悬颅：目痛。

悬厘：目赤内眦始、偏正头痛。

曲鬓：偏正头痛。

率谷：目疾、偏正头痛。

完骨：口眼㖞斜。

本神：目眩。

阳白：目眩、眼睑瘙痒、目眴动。

临泣（头）：目眩、目翳、雀目。

目窗：目眩、目赤痛、弱视。

风池：夜盲、目眩、多泪、目赤痛。

光明：目无所见、白内障、目疾、青盲。

阳辅：偏正头痛、目痛。

丘墟：目翳。

临泣（足）：目眩、外眦痛。

地五会：目疾。

侠溪：目眩、外眦痛。

窍阴（足）：目痛。

（十二）肝经

行间：目赤肿痛。

太冲：目痛。

曲泉：目眩、目痛。

期门：青光眼、目眩、胬肉。

（十三）督脉

命门：目不明。

中枢：远视䀮䀮。

身柱：夜盲。

大椎：青光眼、目痛不明、夜盲、目痛生翳。

风府：目无所见。

脑户：目不明。

后顶：偏正头痛、远视䀮䀮。

百会：眼内出血、目无所见、夜盲、目痛生翳、目眩、青盲。

32

前顶：眼内出血、夜盲、偏正头痛、目痛生翳、青盲。

囟会：眼内出血、目翳。

上星：眼内出血、目痛。

神庭：眼内出血、目痛流泪、目翳。

素髎：多泪。

水沟：口眼㖞斜。

兑端：目翳。

龈交：目翳、多泪。

（十四）任脉

承浆：口眼㖞斜。

八、古今针灸治疗眼病辨证歌赋

本节介绍历代针灸经典著作中有关眼科病（症）的治疗歌赋，辨证取穴摘要。另外，还有现代有关眼病治疗取穴选编。

（一）古代眼科针灸歌赋辨证取穴摘要

1. 标幽赋（《针经指南》）

头风头痛——申脉、金门

眼痒眼痛——光明、地五会

瞽目——肝俞、命门（肝肾阴虚引起的青盲、暴盲）

2. 通玄指要赋（《流注指要赋》）

头痛不忍——丝竹空

头晕目眩——风池

脑昏目赤——攒竹

目昏不见——二间

眵䁾冷泪——头临泣（眼内分泌物多，相当于慢性泪囊炎）

眼痛——合谷

目疾——行间

3. 拦江赋

眼目诸疾——临泣

4. 灵光赋（《针灸大成》）

胬肉攀睛——睛明

5. 百症赋（《针灸聚英》）

目眩——支正、飞扬

目黄——阳纲、胆俞

目中漠漠——攒竹、三间（视物不清）

目视𥆧𥆧——养老、天柱（视觉异常）

泪出——临泣、头维

目瞤动——颧髎、大迎（睑痉挛）

雀目肝气——睛明、行间

6. 席弘赋（《针灸大全》）

眼疾——睛明、合谷、光明

目眩——鱼腹（承山穴）

7. 玉龙赋（《针灸聚英》）

头风——上星、神庭（青光眼急性发作）

目痛头痛——攒竹、头维

目症——睛明、太阳、鱼尾

眼热之红——内迎香

34

目昏血溢——肝俞

眼烂冷泪——小、大骨空

目痛血翳——太阳（角膜炎伴有血管翳）

8. 胜玉歌

头风眼痛——上星

眼痛——清冷渊

目内红肿——丝竹空、攒竹

9. 杂病十一穴歌（《针灸聚英》）

眼痛——太渊、大都

眼涩难开——风池、合谷、三间、三里、太冲

10. 杂病穴法（《医学入门》）

目病——曲池、合谷

头风目眩——申脉、金门、手三里

赤眼——迎香、临泣、太冲、合谷

11. 马丹阳天星十二穴歌

眼目似云蒙——太冲

目疾——足三里

12. 针内障秘要歌（《针灸大成》）

〔秘歌〕内障由来十八般，精医明哲用心看，
　　　　分明一一知形状，下手行针自入玄。
　　　　察他冷热虚和实，多惊先服镇心丸，
　　　　弱翳细针粗拨老，针形不可一般般。
　　　　病虚新瘥怀妊月，针后应知将息难，
　　　　不雨不风兼吉日，清斋三日在针前。
　　　　安心定志存真气，念佛亲姻莫杂喧，
　　　　患者向明盘膝坐，医师全要静心田。

35

有血莫惊须住手，裹封如旧勿频看，

若然头痛不能忍，热茶和服草乌烟。

七日解封方视物，花生水动莫开言，

还睛圆散坚心服，百日冰轮澈九渊。

〔要歌〕内障金针针了时，医师治法要精微，

绵包黑豆如球子，眼上安排慢熨之。

头边镇枕须平稳，仰卧三朝莫厌迟，

封后或然微有痛，脑风牵动莫狐疑。

或针或熨依前法，痛极仍将火熨宜，

盐白梅含止咽吐，大小便起与扶持。

高声叫唤私人欲，惊动睛轮见雪飞，

三七不须汤洗面，针痕湿着痛微微。

五辛酒麹周年慎，出户升堂缓步移，

双眸瞭瞭康宁日，狂咨嗔予泄圣机。

36

13.《甲乙经》眼科辨证取穴

目中赤痛从内眦始——取阴跷

目中痛不能忍——上星、谚谙、天牖、风池

青盲、远视不明——承光

目瞑远视䀮䀮——目窗

目䀮䀮赤痛——天柱

目眩无所见、偏头痛、引目外眦急——颔厌

目不明、恶风、目泪出憎寒、目痛目眩、内眦赤痛、目䀮䀮无所见、眦痒痛、淫肤白翳——睛明

青盲无所见、远视䀮䀮、目中淫肤白膜覆瞳子——目窗

目不明、泪出、目眩、瞳子痒、远视䀮䀮、昏夜无

见、目瞤动、与项口参相引、㖞僻口不能言——承泣

目痛口僻戾、泪出、目不明——四白

目赤黄——颧髎

目痛不明——龈交

目瞑身汗出——承浆

青盲瞜目恶风寒——上关

青盲——商阳

瞜目、目䀮䀮——偏历

眼痛——下廉

瞜目、目䀮䀮、少气——手五里（灸）左取右、右取左

目中白翳、目痛泪出、甚者如脱——前谷

白膜覆珠、瞳子无所见——解溪

14.《针灸大成》（耳目门）眼科辨证取穴

目赤——目窗、大陵、合谷、液门、上星、攒竹、丝竹空

目风赤烂——阳谷

赤翳——攒竹、后溪、液门

目赤肤翳——太渊、侠溪、攒竹、风池

目翳膜——合谷、临泣、角孙、液门、后溪、中渚、睛明

白翳——临泣、肝俞

目赤痛——内庭、上星

冷泪——睛明、临泣、风池、腕骨

迎风有泪——头维、睛明、临泣、风池

目出泪——临泣、百会、液门、后溪、前谷、肝俞

卒生翳膜、两目疼痛不忍——睛明、中指本节尖上灸三壮

睫毛倒生——丝竹空

青盲无所见——肝俞、商阳（左取右、右取左）

目眦急痛——三间

目昏——头维、攒竹、睛明、目窗、百会、风府、风池、合谷、肝俞、肾俞、丝竹空

目眩——临泣、风府、风池、阳谷、中渚、液门、鱼际、丝竹空

目痛——阳溪、二间、三间、大陵、前谷、上星

风目眶烂、风泪出——头维、颧髎

眼痛痒——光明（泻）、五会

目生翳——肝俞、命门、瞳子髎、合谷、商阳

小儿雀目、夜不见物——灸手大指甲后一寸、内廉，横纹头白肉际，各一壮

15. 八法主治病症《针灸大全》（摘眼病部）

（1）外关二穴，阳维脉，三焦之经，在手背腕后二寸陷中，令患人稳坐露手取之。主治二十七证，凡治后证，必先取外关为主，次取各穴应之。

目生翳膜、隐涩难开——睛明、合谷、肝俞、鱼尾

风沿烂眼、迎风冷泪——攒竹、丝竹空、二间、小骨空

目风肿痛、胬肉攀睛——和髎、睛明、攒竹、肝俞、委中、合谷、肘尖、照海、列缺、十宣

雷头风晕、呕吐痰涎——百会、中脘、太渊、风门

目暴赤肿及疼痛——攒竹、合谷、迎香

（2）后溪二穴、通督脉。小肠之经，在手小指本节后，握拳尖上是穴，令疾者手握拳取之，主治三十二证，凡后证，必先取后溪为主，次取各穴应之。

头目昏沉、太阳痛——合谷、太阳紫脉、头缝（额角发尖处）

目赤痛肿、风泪下不已——攒竹、合谷、临泣、小骨空

（3）申脉二穴，阳跷脉，膀胱之经，在足外踝下微前、赤白肉际是穴。主治二十五证，凡后证，必先取申脉为主，次取各穴应之。

中风口眼㖞斜，牵连不已——颊车（针入一分沿皮向下透地仓穴、㖞左泻右，㖞右泻左，可灸二七壮）、人中、太渊、十宣、瞳子髎

16.《针灸集成》

（1）外形篇辨证取穴

眼睛痛——风府、风池、通里、合谷、申脉、照海、大敦、窍阴、至阴（《纲目》）

目赤肿翳羞明隐涩——上星、百会、攒竹、丝竹空、睛明、瞳子髎、太阳、合谷，又以草茎刺鼻孔出血（子和）

目暴赤肿痛——神庭、上星、囟会、前顶、百会（出血）、光明、地五会（《纲目》）

诸障翳——睛明、四白、太阳、百会、商阳、厉兑、光明（各出血）、合谷、三里、命门、肝俞、光明各灸之（《纲目》）

攀睛——睛明、风池、期门、太阳（针出血）（《纲

目》）

烂弦风——大骨空（灸九壮）、小骨空（灸七壮），以口吹火灭，刺眦外出血（《纲目》）

迎风冷泪、眵睚黑花——大小骨空（灸之吹火灭）、临泣、合谷（《纲目》）

青盲——巨髎（灸）、肝俞、命门、商阳（《纲目》）

目昏暗——三里（灸）、承泣、肝俞、瞳子髎（《纲目》）

雀目——神庭、上星、前顶、百会、睛明（出血）、肝俞、照海（《纲目》）

暴盲不见物——攒竹及前顶五穴，刺鼻中出血（子和）

眼肿痛睛欲出——八关（即十指间歧缝处）各刺出血（《易考》）

（2）眼科辨证取穴

目生白翳——肝俞、第九椎节上（各灸七壮）、合谷、外关、睛明

目眶上青黑——尺泽针三分

目睛痛无泪——中脘、内庭（久留针），泻之

17.《千金衍义》有关眼科辨证取穴

目中赤痛从内眦始——取之阴跷

目中痛不能视——上星、先取譩譆、后取天牖、风池

青盲远视不明——承光

目瞑远视䀮䀮——目窗

目䀮䀮赤痛——天柱

目眩无所见、偏头痛引目外眦而急——颔厌

目远视不明、恶风泪出、憎寒头痛、目眩瞢、内眦赤痛、远视䀮䀮无所见、眦痒痛、淫肤白翳——睛明

青盲无所见、远视䀮䀮、目中淫肤白翳覆瞳子——巨髎

目不明泪出、目眩瞢、瞳子痒、远视䀮䀮、昏夜无见、目瞤动与顷口参相引喎僻不能言——承泣

目痛僻戾不明——四白

目赤、目黄——颧髎、睛明、水沟

目痛不明——龈交

目瞑身汗出——承浆

青盲、目瞤、目恶风寒——上关

青盲——商阳

目瞤、目䀮䀮——偏历

目痛泪出甚者如脱——前谷

白膜覆珠子、无所见——解溪

目瞤目䀮䀮少气——灸五里（左取右、右取左）

目暗——灸大椎下数节，第十当脊中安灸二百壮，惟多为佳，至验

肝劳邪气眼赤——灸当务百壮两边各尔穴，在眼小眦近后耳前三阳三阴之会处，以两手按之有上下横脉则是与耳门相对是也

风翳——患右目灸右手中指本节头骨上，五壮如小麦大，左亦如之

眼急痛、不可远视——灸当瞳入上入发际1寸，随年壮穴名当阳

41

风痒赤痛——灸人中近鼻柱二壮，仰卧灸之

目卒生翳——灸大指节横纹三壮，在左灸右，右灸左

（二）近代针灸眼科辨病（症）取穴选编

1.《针灸处方》

局所性睫毛炎——瞳子髎、合谷

眼睑缘炎——大陵、合谷、阳谷

睫毛腺分泌过多——瞳子髎、阳白、肝俞

睫毛脱落——攒竹、丝竹空、委中

睫毛倒刺——丝竹空、龈交、肝俞

泪液过多——曲池、腕骨、肝俞

泪管漏——百会、神庭、临泣、心俞、肝俞、行间、京骨

结膜炎——百会、上星、丝竹空、承泣、四白、阴都、气穴、鱼际、京骨、束骨

慢性结膜炎——睛明、巨髎、肝俞、胆俞、大陵、合谷

脓漏性结膜炎（一名风眼）——百会、风府、风池、肺俞、三里、涌泉、巨骨

角膜炎——睛明、攒竹、悬厘、通谷、阴都、石关、商曲、肓俞、中注

角膜色斑——承光、睛明、丝竹空、四白、迎香、太渊、合谷、内关、后溪、腕骨、中渚、肓俞、横骨、临泣、京骨、至阴

角膜薄翳——角孙、阳白、睛明、巨髎、合谷、后溪、少泽、中渚、解溪、至阴

角膜葡萄肿——本神、三间、大都、申脉

飞蚊视——肝俞、胆俞

网膜炎——阳白、睛明、丝竹空、四白、大赫、太渊、阳溪、腕骨、养老、照海、解溪、京骨、束骨、窍阴

网膜中心动脉血塞——攒竹、商阳

变态视——阳白、攒竹、合谷、复溜

视力乏弱——睛明、攒竹、曲差、五处、头维、人中、地仓、风池、风门、臑俞、肩中俞、合谷、液门、三里、水泉

色素性网膜炎（一名雀目）——睛明、肝俞、胆俞、少商

内障眼——络却、目窗、睛明、合谷、商阳

脉络膜炎——头维、阳白、目窗、临泣、玉枕、瞳子髎、丝竹空、上关、巨髎、肓俞、太渊、昆仑、至阴

43

绿内障（一名青盲）——睛明、肝俞、胆俞、合谷、三间

眼轮匝肌麻痹——颧髎、颊车、大迎

眼轮匝肌痉挛——攒竹、承泣、四白、颧髎、地仓

近视眼——百会、上星、脑户

直视——神庭、丝竹空、玉枕、肝俞

眼珠疼痛——阳白、窍阴、玉枕、脑户

眼球痒——阳白、攒竹、丝竹空、瞳子髎、四白、地仓

眼中诸疾——三里、合谷、内庭、至阴、上关、胆俞、肝俞、百会、上星、丝竹空、瞳子髎、睛明

2.《临床治疗要穴》

乱视——风池、合谷

沙眼——和髎[1]、脾俞、胃俞、曲池、三里

结膜炎——曲池[1]、和髎[1]、心俞、肝俞、阳陵泉、三里

眼睑炎——曲池[1]、身柱、风门、脾俞

角膜实质炎——肺俞、大肠俞、天枢、和髎、风门、身柱、曲池、肝俞、三里、合谷

虹彩炎——悬颅、客主人、和髎、风门、身柱、曲池、肝俞、三里、合谷

眼底出血——上天柱与合谷二穴为重要（上天柱穴在风府两旁1寸处，天柱穴上方取之）治穴

网膜炎——上天柱、合谷

3.《眼科针灸疗法》

睑缘炎——睛明、攒竹、承泣、四白、丝竹空、肺俞（灸）、肝俞、足三里、三阴交、太阳（放血）

眦部睑缘炎（眦惟赤烂）——睛明、瞳子髎、束骨、京骨、光明、地五会、肝俞（灸）、三阴交

麦粒肿——①在麦粒肿周围浸润区外取穴；②在麦粒肿周围用电流刺激（电灸法）

眼睑湿疹（风赤疮痍、实热生疮）——①攒竹、鱼腰、丝竹空、太阳、阳白、四白、曲池、合谷、足三里、地五会、光明；②电灸法：穴位同上

眼睑血管神经性浮肿（胞虚如球）——攒竹、鱼

---

① 有特效

腰、瞳子髎、承泣、水沟、曲池、合谷、列缺、陷谷、足三里

上睑下垂（睑废）——睛明、攒竹、瞳子髎、阳白、临泣、风池、合谷（针加灸）、足三里、三阴交、光明

颜面神经麻痹所致兔眼（口喎眼喎、口眼喎斜）——地仓、颊车、合谷、太冲、攒竹（针加灸）、阳白、四白、颧髎

眼睑痉挛（目闭不开、胞轮振跳）——承泣、四白、攒竹、丝竹空、地仓、颊车、足三里、京骨、昆仑

眼睑痉挛性内翻倒睫——丝竹空、攒竹、四白、龈交、肝俞

急性泪囊炎（混睛疮）已化脓切开引流——攒竹、承泣、四白、印堂（留针）、风池、曲池、合谷

急性泪腺炎——瞳子髎、鱼尾、鱼腰、丝竹空、阳白、风池、外关、足临泣

急性卡他性结膜炎（天行赤眼）——合谷、足三里、睛明、少商、光明、攒竹、丝竹空、太阳（放血）、委中

慢性卡他性结膜炎——攒竹、合谷、太渊、临泣、小骨空（灸）

沙眼（椒疮、粟疮）——睛明、攒竹、丝竹空、瞳子髎、阳白、四白、曲池、足三里、脾俞、胃俞

过敏性结膜炎——睛明、攒竹、太阳、合谷、足三里、光明、地五会

泡性角膜结膜炎（逆顺障）——睛明、攒竹、四

45

白、巨髎、合谷、大陵、足三里、大椎、肝俞、肺俞、胆俞、肾俞

卡他性角膜溃疡（星目翳蚀）——睛明、合谷、肝俞、鱼尾、太阳（放血）、少商

神经麻痹性角膜炎——承泣、太阳、攒竹、阳白、四白、巨髎、颊车、地仓、百会、风池、翳风、合谷

4. 天津市眼科医院针刺用穴

（1）视网膜中央动脉阻塞

主穴：球后、睛明、见阳、见阳$_4$、承泣

配穴：曲池、风池、翳明、四白、太阳、合谷

（2）视神经萎缩（原解放军0504部队组穴）

主穴：见阳、球后、见阳$_2$、睛明

配穴：肾俞、见阳$_5$（第九胸椎棘突，旁开1.5寸，相当肝俞穴下0.5寸）、合谷、翳明、阳白

（3）视网膜色素变性

主穴：睛明、见阳$_4$、球后、见阳、瞳子髎

配穴：承泣、四白、翳风、光明、肝俞、肾俞、命门、目窗、大椎、足三里

（4）弱视

主穴：承泣、睛明、见阳、见阳$_4$

配穴：肝俞、瞳子髎、养老、足三里、二间

（5）视网膜脉络膜炎

主穴：见阳、见阳$_4$、球后、睛明

配穴：肾俞、见阳$_5$、风池、翳明、足三里

（6）中心性视网膜脉络膜病变

主穴：见阳、见阳$_2$、球后、睛明、见阳$_4$

46

配穴：肾俞、翳明、足三里、风池、光明、太冲、承泣

（7）眼球震颤

主穴：睛明、球后、见阳

配穴：太阳、承泣、鱼腰、见阳$_4$

又一组穴位：

主穴：睛明、球后、承泣

配穴：中明、劳宫、外关、阳白、肝俞、太阳、列缺

（8）白内障

主穴：见阳、球后、见阳$_4$

配穴：合谷、肾俞、翳明、太阳

（9）青光眼

主穴：攒竹、太阳、球后

配穴：风池、合谷、曲差、行间、见阳$_4$（攒竹透见阳$_4$）

47

（10）角膜炎

主穴：睛明、承泣、丝竹空

配穴：见阳$_1$、翳明、阳白、合谷、肾俞

（11）角膜白斑（云翳、斑翳）　见阳$_1$、睛明、承泣、见阳$_2$

（12）流泪（或无泪症）

主穴：睛明、攒竹、风池、曲池

配穴：临泣、三阴交、大骨空、小骨空、合谷

（13）眼肌麻痹

1）外直肌麻痹

主穴：球后、外直肌、睛明

配穴：鱼腰尾、太阳、瞳子髎、承泣、合谷

2）上斜肌麻痹

主穴：球后、上斜$_1$、上斜$_2$、睛明、见阳$_4$

配穴：见阳$_2$、见阳$_3$、上明（在上眶缘中点）、合谷、鱼腰尾、阳白、承泣、外明（在眼外角上三分处）、攒竹

3）内直肌麻痹

主穴：睛明、见阳、太阳、攒竹、鱼尾、鱼腰

配穴：合谷、阳白、承泣

4）下直肌麻痹

主穴：球后、承泣

配穴：合谷、内关、见阳$_2$

5）下斜肌麻痹

主穴：球后、见阳、见阳$_3$

配穴：太阳、合谷、攒竹、阳白、内关、承泣、上明、见阳

6）上直肌麻痹

主穴：球后、见阳$_4$、上明、承泣、见阳$_2$

配穴：合谷、外明、见阳

（14）眼睑痉挛

1）上睑痉挛

主穴：睑透$_1$（由外眦部上一分刺于皮肤与睑板之间，穿向内眦部附近）、中明、见阳$_4$、睛明

配穴：合谷、鱼腰尾、阳白、攒竹透太阳

2）下睑痉挛

主穴：睑透$_2$（由下睑外眦部向内眦部，方法同睑透$_1$）、承泣、球后、见阳

配穴：四白、太阳、合谷、见阳$_2$

（15）辐辏功能不足

主穴：睛明、球后、见阳、中明、见阳$_4$

配穴：承泣、见阳$_2$、合谷、见阳$_3$

（16）近视　睛明、承泣、瞳子髎、四白、球后、见阳、见阳$_4$

（17）眶神经痛

主穴：球后、太阳、睛明、承泣

配穴：合谷、四白、风池、头维

（18）眼睑闭合不全

主穴：睑透$_1$、睑透$_2$、见阳$_4$、中明、承泣、见阳

配穴：阳白、四白、风池、鱼腰尾

（19）颜面神经麻痹

主穴：球后、睛明、地仓、下关、颊车、太阳

配穴：四白、见阳$_4$、合谷、曲池、风池

49

第三章 外 眼 病

　　本章介绍急性结膜炎、过敏性结膜炎、急性泪囊炎、麦粒肿、沙眼、泡性角膜结膜炎、点状角膜炎、角膜溃疡、角膜软化症、角膜实质炎、睑痉挛、眶神经痛、上睑下垂、麻痹性斜视、巩膜炎、虹膜睫状体炎，共16种病的中医病（症）名称、病因病机、辨证、治疗、穴位释义、方药。有些病如角膜病、巩膜病以中药为主，并对某些病进行临床体会及病例介绍。

一、急性结膜炎

50

　　本病中医眼科称为暴风客热（症），具有一定流行性的称为天行赤眼、天行赤热。

　　【病因病机】　系外感风热之邪，上攻于目所致。风热之邪，突从外袭，风热相搏，交攻于目，猝然而起。

　　【辨证】　眵多不流泪，伴有咽喉肿痛，大便干燥（热重于风）；眼睑肿胀如蛤蚌之状，泪多眵少，伴有头痛、鼻塞恶寒、发热、颌下淋巴结肿大（风重于热）。如流行性结膜炎，病邪天行时疫，互相传染，出现上述症象，与时令季节有关，炎热酷暑好发。

　　【治疗】　清热解毒。热重于风者，清热为主兼以散风，泻合谷、曲池为主，其他为辅；风重于热者，散风为主兼以清热，泻太阳、外关、少商（放血）为主，他穴辅之。

合谷、曲池、外关、太阳、少商（放血）。

【穴位释义】　曲池主目赤痛。外关疏泄外感风邪。合谷主头面一切疾患。太阳、少商泻头目之风热，又太阳为经外奇穴，主治头痛、目红肿。

二、过敏性结膜炎

【病因病机】　本病由外邪毒物侵袭入目所致。

【辨证】　由外邪毒物入目起病，引起眵泪增多，胞睑红肿，甚者畏光等症。

【治疗】　清热解毒。

睛明、攒竹、太阳、合谷。

【穴位释义】　攒竹主治赤眼肿痛、流泪。睛明主治一切目疾。合谷、太阳泻上侵头目之外邪毒火。

51

三、急性泪囊炎

本病在中医眼科称为眦漏证或称漏睛。

【病因病机】　此病非一时所得，乃游风客热，停蓄脏腑，传于目系，未能发泄而致。目热为气也，风亦气也，气以成形，则变为痰、为液、为脓汁，而出于大眦上下睑头小孔之中。

【辨证】　平素有流泪、眵多，视物模糊，按压内眦，可见泪及淡黄色脓液流出。急性发作，内眦部皮肤红肿呈隆起，按之硬而压痛、灼热，有脓汁溢出，甚者畏寒发热。

【治疗】　清热解毒、疏泄蕴积。

攒竹、承泣、风池、曲池、合谷。

【穴位释义】　攒竹主治流泪、赤眼肿痛。承泣为胃经之穴，胞睑属肉轮，属脾胃。睑与颜面红肿，应泻胃经之传热，风池以泻风邪客热。曲池、合谷有清热、解毒，消除面部、眼睑红肿之功效。

四、麦 粒 肿

本病中医眼科称为偷针眼。

【病因病机】　阳明胃火炽盛，风热相搏，客于胞睑；或饮食不节、喜食辛辣煎煿之食，以致脾胃蕴热，上攻于目。二者均使营卫失调，气血凝滞，热毒壅阻于胞睑皮肤经络之间所致。

【辨证】　初起眼睑涩痒，次日胞睑轻度肿胀疼痛，睑部可见黄白色点状脓点，周围红肿，重者气轮亦呈水肿如水泡状，睑肿如蚌，眦角有时流脓，脓出而渐消肿、渐自愈。

【治疗】　消肿、清热、解毒。

在背俞穴的肺俞与膏肓之间附近，寻找皮肤小红点，进行挑治。

在患眼侧，手无名指本节（掌指关节处）用棉线或橡皮筋以适合的松紧度（不能使无名指由于结扎而发青紫色）结扎，等眼部炎症完全消退后才能松解此结扎，

52

否则未痊愈期间内解除结扎炎症可以又复起。此法在疾病早期（感到眼睑涩痒）使用，可以使炎症全部消除；在炎症处于高峰时期使用，可使炎症局限化，不再发展。

在眼睑皮肤处（也就是红肿的皮肤下面，睑结膜的脓点处），用一对 250 高斯左右的小圆磁片以 N、S 极相吸引的位置安放，中间是麦粒肿患处，以胶布固定。两磁片之间的距离不能太近（以免吸在一起），也不能距离太远，以免作用太小。此法能镇痛、排脓。一般即将成熟的麦粒肿，贴敷几小时或一天后即能排脓，贴敷后疼痛减轻，跳痛停止，并能消肿。对于重症麦粒肿，气轮浅层水肿如水泡状者，也不须切开排脓。因此对于婴、幼儿最为适宜。

五、沙 眼

53

本病中医眼科称为椒疮或粟疮。

【病因病机】 此病似疮非疹，细颗粒丛生于两眼上睑之内，色微黄而软。乃风湿郁于脾胃、荣凝卫不舒而致。

【辨证】 两眼干涩，磨累不适，夜晚睑重疲乏，进而冷泪、外障翳膜，睫毛倒拳丛生，累及视力减退，引起并发症而致失明。

【治疗】 泻脾胃风邪、湿浊，疏泄胞睑荣卫之凝滞不畅。

曲池、和髎、三里、脾俞、胃俞。

【穴位释义】 曲池、和髎、三里为手、足阳明经之穴。阳明经多气多血，以疏通荣卫之郁。脾俞、胃俞是脾胃之背俞穴，以泻脾胃之游风客邪。

六、泡性角膜结膜炎

本病在中医眼科里，泡疹在球结膜上称为金疳，在角膜缘上称为白膜侵睛，在角膜上称为逆顺障。

【病因病机】 本病多为肺经燥热，肺火炽盛，火邪上攻于目所致；若为白膜侵睛，兼有肝气不足，肺金凌木而侵犯风轮之证。

【辨证】 初起目涩畏光、白睛或风轮隐见白点，其周围红润，继而白点渐微隆起呈小泡状，病于白睛为金疳，侵于风轮为白膜侵睛，病于黑睛上为银星独见。

54

【治疗】 清热解毒、润肺泻火、滋益肝肾。

合谷、肺俞、睛明、肾俞、攒竹、太阳、肝俞。

【穴位释义】 合谷、肺俞清热解毒，大肠与肺相表里，以泄肺火。肾俞、肝俞以滋益肝肾。睛明、攒竹取金能生水，肾与膀胱属水，肺金实火，实则泻其子之意。太阳穴有止痛泻火的功效，主治目赤肿。

七、角膜溃疡

本病在中医眼科里，根据溃疡的各种不同表现，分别称为银星独见、聚星障、花翳白陷、凝脂翳。

【病因病机】 外感风邪、引动肝火，风热相搏上攻于目；又因外伤真睛或肾阴亏损，心肝火炎上攻于目。

【辨证】 初起畏光、流泪、疼痛。本病在各期症状不同，病变大小、数目、形态的不同，溃疡深浅程度也不同，所以在中医眼科里名称较多。

数目：仅有一个浸润点者，为"银星独见"，浸润点多者，聚而成丛状为"聚星障"。

形态：由于溃疡周边溃破呈白色，表面尚清洁，中央有星点联辍或呈树枝状者为"花翳白陷"，其周围赤脉布满者为"抱轮红"；溃疡形如鱼鳞、枣花者为"白陷鱼鳞"；角膜溃疡穿孔，如果虹膜脱出似蟹睛者为"蟹睛"；溃疡后期呈下陷状者为"花翳低陷"。

病变色泽：溃疡处覆盖有如脂肪状分泌物者为"凝脂翳"；其周围布满血管翳者为"血翳包睛"；其周围球结膜混合充血，色如皮肤者为"肤翳"；其毒不解而深入，引起前房有淡黄色脓液者为"黄膜（黄液）上冲"。

溃疡深浅：浅薄者为"云翳"；较深者为"冰瑕翳"；溃疡深入角膜实质层，有后弹力层膨出者为"黑翳如珠"；溃疡深入与虹膜前粘连者为"钉翳"或"钉翳根深"。

大小：整个角膜混浊（角膜实质炎）者为"混睛障"；小而点状，单独一个混浊点者为"银星独见"。乃大则为障、小则为星之意。

【治疗】 散风、清热、解毒。

睛明、攒竹、合谷、风池。

【穴位释义】 合谷为阳明经多气多血之原穴，有通调气血、清热、解毒、镇痛的作用。睛明、攒竹为膀胱

55

经之穴，肾与膀胱相表里，本病由于肾阴亏损，以致心、肝火上炎。故以此滋阴清热。又因睛明主一切目疾，攒竹主目赤痛，因此有清热止痛作用。风池为胆经之穴，肝与胆相表里，本病由于肝火上攻于目所致，所以以此清理肝经之热毒邪火。

【方药】　参阅"治疗角膜病方药介绍"节。

《八、点状角膜炎》

本病在中医眼科里称为银星独见。

【病因病机】　由于肝火内炽，兼夹外感风邪，风热相搏，上攻于目。

【辨证】　本病初起畏光、流泪，可见黑睛上出现灰白色或淡黄色小点，日久难治，易酿成复杂证候。

【治疗】　与"角膜溃疡"相同。

【方药】　参阅本章"治疗角膜病方药介绍"。

《九、角膜实质炎》

本病中医眼科称为"混睛障"。

【病因病机】　多由肝经风热，蒸灼津液，瘀血凝滞所致；也有梅毒引起者。

【辨证】　初起见白睛混赤、抱轮暗红、畏光、刺痛、流泪。症状晨重晚轻。风轮呈弥漫性灰白色混浊，表面无光泽，有时可见白色条束状混浊掺杂，范围日益扩大。视物昏蒙，随着病程进展赤脉由蔓入风轮，最后

56

侵入全部黑珠。呈现一片赤色混浊翳障。此时视力严重减退，甚则完全失明。病变期极易诱发瞳神缩小、干缺，必须注意采取散瞳等处理措施，以免丧失治疗时机，导致失明。病程恢复期，翳障可能逐渐变薄、混浊度降低，表面光泽，逐渐恢复。但是翳障的瘢痕不能完全消退，因而遗留不同程度的视力损害。

【治疗】 散风、清热、解毒、增补阴液。

合谷、曲池、和髎、肝俞。

【穴位释义】 合谷、曲池为手阳明经之穴。阳明经多气多血，以通调气血，解除瘀血凝滞之郁结，有清热散风的功效。和髎为三焦经之穴，以调整上焦之津液，解除本病津液蒸灼之患。肝俞以泄肝经风热。

【方药】 参阅本章"治疗角膜病方药介绍"。

《十、前房积脓》

本症在中医眼科里称为"黄液（黄膜）上冲"。由于此症不属于病，各种病因引起的角膜深层溃疡和某些眼病均可出现前房积脓，而在中医眼科里又将此症列为眼病之一，因此这里单独予以介绍。

【病因病机】 外受风热邪毒，而深入于内。内因脾胃蕴热。邪毒（梅毒、结核及其他疾病）与蕴热交攻，黄仁受灼、神水受烁，酿成脓液。

【辨证】 发病不同阶段的临床表现不同，初起头痛、眼胀痛、夜间如重、怕光流泪，为外障病之症。重症者出现抱轮暗红，风轮内黄仁前可见淡黄色液体。沿风轮内下缘呈新月状，随着病邪深入而黄液不断上冲。淡黄色液平面逐渐上升者，为"黄液上冲"；黄仁纹理不清，色如泥土样，瞳孔变小者为"瞳神缩小"。在病程早期若不及时散瞳，易发生虹膜后粘连；虹膜若已经粘连者，散瞳后瞳孔不圆，边缘呈锯齿状或梅花状者为"瞳神干缺"。

【治疗】 疏风、清热、解毒、通便、泻火。

【方药】 本症主要以中药治疗。

紫花地丁 30g、野菊花 15g、穿心莲 15g、甘草 6g、浙贝 6g、蒲公英 15g、桑白皮 9g、生石膏 20～30g、熟军 6g，水煎服。每日一剂。

【方义】 紫花地丁、野菊花、穿心莲清热解毒、平肝祛火。蒲公英清热解毒，以治角膜疮疡。浙贝祛除痰浊阻滞。桑白皮以泻肺经之邪热。生石膏清泄阳明之蕴热，通便泻火。熟军泻胃肠实火。甘草解毒，调和诸药。

十一、治疗角膜病方药介绍

本方对于一般角膜溃疡，伴有前房积脓、带状疱疹性角膜炎继发深层溃疡（全眼球炎）、青光眼性大泡性角膜炎（溃疡）前房积脓、角膜干燥症（继发性炎症、溃疡）、角膜烧伤后溃疡、坏死，均可收到满意疗效。

【基本方】 紫花地丁 30g、穿心莲（一见喜）15g、蒲公英 15g、甘草 6g、金银花 12g、浙贝 6g。

【随病加味】

结膜充血：桑白皮 9～12g；

疼痛流泪：防风 9g、菊花 6g；

脉弦：柴胡 9g、白芍 9g；

眼干少泪、口干：石斛 9g、生地 12g、麦冬 9～12g、玉竹 9g；

大便秘结：熟军 4～6g、生石膏 20～30g、决明子 12g；

角膜混浊、新嫩薄翳：谷精草 9g、白蒺藜 9g、木贼草 12g、蝉蜕 4g、浙贝 6g；

深层溃疡（新鲜炎性期）：维生素 AD（浓）丸 2～3 丸，一日三次（即使角膜溃疡较深，服此药愈合后也可减轻瘢痕形成。据对角膜深层溃疡观察，愈合后溃疡下陷处呈现透明陷性小窝，而不是白斑）。

对于含钙物质（石灰、电石之类）灼伤、有钙性颗粒细点沉着：眼部滴 1％EDTA-Na（依地酸钠），每 2 小时滴眼一次（灼伤早期可将滴眼时间缩短为半小时一次）。

59

【病例介绍】 宋某，男，工人。1980 年 3 月 29 日就诊。

主诉：右眼疼痛、前房积脓一周。

病史介绍：患者一周前右眼疼痛较剧，畏光流泪无法睁眼，并发现前房积有淡黄色液体，来门诊治疗。15 年前右眼就看不见东西，曾于 3 年前因右眼剧痛、红肿伴偏头痛、恶心呕吐来天津眼科医院入院治疗，诊断为"绝对期青光眼"，因不同意手术摘除眼球而行"右眼睫

状体透热术"，术后眼压基本正常、疼痛减轻出院。于
2 年前因污水溅入右眼而感头痛，当时发现角膜上皮剥
脱，前房积脓 2mm，经七个月治疗，角膜溃疡未见明
显好转、前房积脓未见吸收，由于眼压较高，考虑前房
穿刺有困难。曾转来中医科服中药、局部滴抗菌素，角
膜溃疡愈合、前房积脓消失。本次又因旧病复发，要求
中药治疗。

检查：低头畏光、流泪、痛苦面容。视力：右眼：
黑矇，球结膜充血水肿，角膜水肿、中央呈深层凹陷性
溃疡，表面不光滑，白色混浊面（直径）约 6～7mm
大小，前房积脓稠、淡黄色、占 1/2 前房高度（约
6mm 左右）。眼压：右眼（指测）T_{n+1}。

脉象弱迟，舌质淡，舌边有齿印，苔白。

诊断：右眼青光眼绝对期、角膜深层溃疡、前房
积脓。

中医诊断：右眼青风内障、花翳低陷、黄液上冲。

治则：清热解毒。

方药：紫花地丁 30g、野菊花 12g、穿心莲 12g、
甘草 6g、蒲公英 15g、浙贝 6g、桑白皮 9g。水煎服。

西药加服维生素 AD 丸、B_2、C。

观察经过：服中药 7 剂后疼痛大减，角膜溃疡较前
吸收、表面部分呈光滑，前房积脓明显吸收，液平高度
为 3mm，脓液较前稀薄，角膜缘处有沉积块。

服中药 14 剂后，疼痛明显好转，前房积脓已吸收、
脓液平面消失，角膜中央溃疡面未见平复。

服中药 21 剂后，疼痛大见好转，结膜囊分泌物减

少，结膜混合性充血吸收，前房透明。角膜中央可见约2mm×4mm 纵行较长的溃疡面。

服中药 28 剂后，畏光、疼痛减轻，前房清晰，角膜中央呈凹陷（2mm×2mm），周围混浊处较前透明度增加。

服中药 35 剂后，患者右眼痊愈，仅留下 2mm×2mm 陷性瘢痕，表面光滑，结膜充血消失、前房透明清晰。

十二、营养缺乏症性角膜软化症

本病在中医眼科里称为疳疾上目，多见于小儿。

【病因病机】 饮食不节，酿成疳疾。脾阳不振，运化失司，津液不能上注于目，风、气两轮失养所致。

【辨证】 患儿两眼干涩、羞明、畏光、胞睑红丝，风轮失泽，气轮无光泽呈环状皱褶。两轮交界处，呈小块状灰白色斑块。继而气轮出现银灰色斑块，呈弥漫性混浊。治疗不当可导致失明。

【治疗】 清热解毒、补中健脾、滋补阴液。

合谷、足三里、三阴交、曲池、睛明、承泣。

【穴位释义】 合谷为阳明经多气多血之原穴，以通调全身之气血。承泣、足三里为胃经之穴，本病为脾土失司，又因脾与胃相表里，故以此两穴补中益气，使目得养。三阴交为脾、肝、肾三经交会穴，不但调理脾运，也有调节阴液的作用。睛明为膀胱经穴，系主治眼病要穴。肝开窍于目，目失所养而干涩。虚则补其母，

61

膀胱属水，为肝木之母，以水涵木，以资调治眼部气血。曲池有疏泄热邪的作用。

【方药】 紫花地丁 30g、蒲公英 12g、野菊花 12g、穿心莲 12g、黄柏 9g、苍术 9g、石斛 12g、玉竹 12g、决明子 12g、熟军 4g、生石膏 20g、地龙 6g、浙贝 6g。水煎服，每日一剂。

【病例介绍】 白×，男，14 岁，学生。1983 年 3 月 1 日初诊。

主诉：两眼畏光、干燥、视力模糊 13 年。

病史介绍：患儿出生后 6 个月，因着凉患重感冒，全身出现少量丘疹、口腔溃疡肿胀、生殖器溃疡。当时儿童医院诊断为"施依良氏综合征"，血尿（＋＋＋＋），经一个半月治疗后，血尿转阴性。患儿从小母奶喂养，3 岁断奶，中间无其他辅助食品添加。曾考虑先天性梅毒，经血液化验排除。经天津 259 医院检查，诊断为"核黄素缺乏症"。经治疗后，口腔、生殖器溃疡愈合。出现两眼畏光、流泪。当时诊断"两眼倒睫"，由于幼小不能手术，滴眼药水治疗。曾在 6 岁、7 岁时（两次）做过两眼内翻矫正术，术后症状未见缓解。1981 年 7 月症状更加严重，眼球痛、干，经天津眼科医院检查确诊为"两眼角膜干燥症"，由于角膜溃疡转角膜病专科门诊；由于病情需要又转接触镜门诊治疗。由于角膜炎症长期延绵，又不能脱离人工泪液，极为痛苦，经门诊转来我科，用中药治疗。

检查：视力：右眼 0.7、左眼 0.8。右眼无明显结膜充血，角膜轻度混浊。左眼球结膜充血，可见角膜接触镜。去镜检查，角膜上皮水肿，可见白色条束状混浊，房水较混浊。

脉象弦稍数，舌质红少苔，纳佳，寐安，便秘，手指发麻。

诊断：两眼角膜干燥症。

中医诊断：疳疾上目。

治则：清热解毒、补中健脾、滋补阴液。

方药：丹皮 20g、女贞子 12g、紫花地丁 30g、熟军 4g、生石膏 20g、蒲公英 12g、野菊花 12g、黄柏 9g、穿心莲 12g、决明子 12g、石斛 12g、玉竹 12g、苍术 9g、浙贝 6g、地龙 6g。水煎服。

观察经过：服中药 7 剂，左眼结膜充血减轻。两眼角膜可见小片状混浊及条束状混浊，仍戴角膜接触镜治疗。

服中药 14 剂，左眼角膜除瞳孔偏上，约 10 点钟方向，可见条束状混浊外，其余弥漫性混浊已吸收，角膜已转透明。

服中药 21 剂，左眼球结膜充血消失、角膜可见斑块状轻度混浊。

服中药共 91 剂而告痊愈。用中药初期患者开始脱离角膜接触镜。60 剂后可以停用人工泪液。

随访：停药治疗 14 个月后随访复查，视力：右眼：0.8、左眼：1.2，两眼睑、球结膜无充血，角膜表面光滑。左眼瞳孔下缘 5～6 点钟方向，可见小片状薄翳。疗效稳定巩固。

【体会】 由于脾胃损伤，酿成疳疾上目，而致风、

63

气两轮失养，外邪乘虚而侵。宜用清热解毒之品。由于脾胃之虚，辅以补中健脾之剂。为了解除角膜干燥，摆脱人工泪液的治疗，必须考虑滋补阴液，以生泪自养。在这种病例中，必须观察便秘的症象。便秘多由于阴液耗损而致，而便秘又会加剧本病的发展。因此除了增补阴液外，泻火通便极为重要。上述病例根据这一治则，服药初期，即去除接触镜治疗。服药 60 剂后摆脱人工泪液，服至 91 剂后 14 年之久的沉疴获愈。

十三、眼睑痉挛

本病在中医眼科里称为胞轮振跳、目瞤（《目经大成》）、目闭不开。

【病因病机】 睑胞属肉轮脾土，脾胃气虚，风邪乘虚而入，中邪之处血脉涣散。风热外束，客于肌腠，贼邪不泻，入侵经络，以致筋急振搐而致。

【辨证】 上下睑胞不自主振跳，甚者牵引面颊，目闭后睁开较难。

【治疗】 清热散风、通调气血。

下睑痉挛：合谷、四白、太阳、颊车。

上睑痉挛：合谷、太阳、中明、睛明、瞳子髎。

【穴位释义】 合谷为阳明经多气多血之原穴，以通调气血。四白、颊车为胃经之穴，肉轮属脾土，经脉空虚而振跳，故取之以调整脾胃之气血。太阳、瞳子髎、睛明、中明以散胞睑之风邪。

《十四、眶神经痛》

本病在中医眼科里称为阴阳风邪。

【病因病机】　此病气血亏虚，外感风寒湿热，乘虚上攻于眶缘经脉；又因齿、耳部之湿热、风寒等外邪，循阳明、手太阳、手少阳、足少阳等经脉，上达眶、额部所致。

【辨证】　此症以眼眶周围之处，额、颞、颧以及牵掣后顶、枕骨部，痛楚难忍。按压内眦部眉眶如似电掣。其余疼痛之处均为拒按。疼甚者不愿睁眼，有以手按面之特殊病态。

【治疗】　驱风、祛痰、止痛。

丰隆、风池、合谷、鱼腰、攒竹、瞳子髎、太阳。

【穴位释义】　合谷、风池、太阳驱风、止痛。丰隆祛除风寒宿痰。鱼腰、攒竹、瞳子髎镇痛、散风。

65

《十五、上睑下垂》

本病在中医眼科里称为上胞下垂、睑废（《目经大成》）、睢目（《诸病源候论》）。

【病因病机】　脾胃经脉空虚，病邪乘虚侵入，肉轮失养所致；也因外伤颜面脉络受损所致。

【辨证】　上睑胞无力抬起，努力睁眼，睑裂较小，额部肌肉皱起，抬头纹加深似刻。有些患者睑部松弛无法睁动睑胞。

【治疗】 补中益气、益损祛风。

合谷、足三里、睑透₁、中明、睛明。

【穴位释义】 合谷、足三里为手、足阳明经之穴，肌肉之不用，在全身肢体者为之"痿"，治痿独取阳明。本病因脾胃经脉虚弱，脾与胃相表里，故取合谷、足三里具有健脾、补中益气之功能。睛明、中明、睑透₁有疏通脉道，散风益损的作用。

因外伤所致睑下垂的患者，应用针刺加中药收效更佳。

【方药】

1. 外伤早期（通窍活血汤）

桃仁 9g、红花 9g、赤芍 9g、川芎 9g、大枣 7 枚、葱 3 根、鲜老姜 3 片、香白芷（后下）4～6g、黄酒（后下）半斤。水煎服，每日一剂。服 3～7 剂后，应用下方。

2. 外伤后期（桃红四物汤加味）

桃仁 12g、红花 12g、赤芍 12g、川芎 12g、黄芪 12g、白术 12g、白芍 15g、地龙 9g、太子参 12g、柴胡 9g、甘草 6g。水煎服，每日一剂。

【方义】

1. 方是根据王清任之通窍活血汤改变的。方剂中剂量较原方增加，麝香以香白芷代替。本方以活血化瘀为主，窜走清窍，兼有散风寒的作用。

2. 方以桃红四物主活血化瘀，以化除因外伤瘀阻于肌腠之间的离经之血。黄芪、白术、太子参、甘草补益中气，以充实络脉之空虚。柴胡、白芍疏肝理气，因

66

肝喜条达而易郁结，目得肝血而发挥其功能。脉络受损而不畅，地龙具有窜走十二经脉之功能，以此疏理郁结。

❀ 十六、麻痹性斜视 ❀

本病在中医眼科里称为风牵偏视、风牵㖞斜、视一为二、通睛、神珠将反等。

眼肌麻痹病例中，包括有上睑下垂、斜视，有时伴有面肌痉挛或轻度麻痹。

此病除了外伤引起外，还可由于脑血管病变而引起供血不足，造成有关动眼、滑车、外展、面神经的功能障碍，临床上出现这些神经所支配肌肉发生麻痹或痉挛，造成口眼㖞斜、复视、头晕、头痛、眼球运动障碍等病症。

【病因病机】 阳明胃脉循行面颊，脾胃气虚，络脉空虚，风邪乘虚而入，血脉涣散，遂致口眼㖞斜；邪中于项，又因体虚而入深，随眼系于脑而致头晕、目眩；精散则视歧，呈现复视症；由同侧经络气血闭阻，脾气虚弱而致通睛、神珠将反症。

【辨证】 复视（视一为二），眼球转向患侧方向，运动受限，有时伴有上睑下垂、头晕、头痛；口眼㖞斜、眼睑闭合不全不自主地颤动，口角呈松弛状，鼻唇沟纹消失，向对侧偏斜，甚至伴有半身不遂、流涎、流泪。通睛（俗称斗鸡眼）及神珠将反，以眼球黑珠呆定于眦侧（偏斜度以患侧角膜缘已超过中线为特征），出

67

现偏斜瞻视的代偿头位。早期治疗，易于痊愈。如延久不治，筋络气血已定则不易恢复。此症以一眼发病为多见，也有双眼俱发的。

【治疗】 通睛宜化痰通络、开关宣窍、醒脑通神。

神珠将反（因风热攻脑，多兼头痛目涩、白睛略现赤脉者）宜平肝、清热、疏风。

口眼㖞斜宜祛风化痰、舒筋活络。

视一为二宜通调气血、补中益气、兼以祛风。

天津市眼科医院针刺治疗眼肌麻痹取穴处方：

1. 外直肌麻痹　球后、外直肌、鱼腰、鱼尾、睛明、太阳、瞳子髎、承泣。

2. 内直肌麻痹　睛明、鱼腰、鱼尾、太阳、合谷、攒竹、阳白、承泣。

3. 上直肌麻痹　承泣、球后、合谷、见阳$_4$、见阳$_2$。

4. 下直肌麻痹　球后、承泣、合谷、内关、见阳、见阳$_2$。

5. 上斜肌麻痹　睛明、球后、承泣、合谷、阳白、鱼腰、鱼尾、上斜$_1$、上斜$_2$、中明、见阳$_2$、见阳$_4$。

6. 下斜肌麻痹　球后、睛明、承泣、合谷、阳白、鱼腰、鱼尾、太阳、外直肌、见阳、见阳$_2$、见阳$_4$。

7. 上睑下垂　睑透$_1$、中明、见阳$_4$、睛明、合谷、鱼腰、鱼尾、阳白、攒竹、太阳。

8. 下睑痉挛　球后、睛明、合谷、内关、承泣、阳白、攒竹、太阳、鱼腰、鱼尾、外直肌、见阳$_4$、见阳、中明。

如不按以上分组取穴（对于眼肌麻痹）可取以下穴

位：合谷、睛明、承泣、球后。

口眼㖞斜：颊车、地仓、四白。

上直肌麻痹：中明。

外直肌麻痹：外直肌。

【穴位释义】 合谷为阳明经多气多血之原穴。脉道空虚，气血涣散，宜以调之。睛明为手、足太阳、足阳明、阴跷、阳跷五脉之会，以调畅五脉之气血。颊车、四白、承泣、地仓胃经之穴，胃脉循行面颊，取之以调和脾胃气血，补益中气。球后、中明、外直肌等穴为在麻痹眼肌附近之穴，取之祛风、通调该处血脉。

【体会】 通过天津市眼科医院 10 年来针刺治疗麻痹性斜视的临床资料分析，在 168 例（176 只眼）中外伤性者最多，次之为动脉硬化高血压病。受累肌以外直肌为最多，次之为多条肌和上斜肌。发生的斜视度以 15° 为多见。根据主觉复视、眼球运动、同视机等检查内容，疗效判定分为 4 级：痊愈 33.1%、显著 38.3%、进步 16.6%、无效 12%。71.4% 可获得满意的效果。一般需要五个疗程（针刺十次为一疗程）。

另外，在远期随访病例中发现，不少病例由显著、进步、无效级别者逐渐向痊愈转化。通过 86 例（91 只眼）远期随访（5.1±2.6 年），痊愈者由近期疗效的 34% 增加到 67%。在近期疗效中为显著、进步、无效者，随着远期观察有 50% 转为痊愈。

通过以上资料分析，认为治疗效果与斜视程度、发病时间有关。斜视度小、发病时间短（在一个月之内者）疗效较好。因此建议应该早期进行针刺治疗。另外

69

与受累肌肉有关。单纯一条肌肉麻痹者，较多条肌肉麻痹者的疗效要佳。

在肌肉方面：由于上直肌、上斜肌位于上方，互相贴近，而两者的作用功能相反，针刺较难正确刺中麻痹肌的肌腹；又因下直肌、下斜肌为上下的转肌，因此对于上直肌、下直肌、上斜肌、下斜肌麻痹的疗效较差，针刺疗程要长一些。而以单纯一条受累的外直肌或内直肌麻痹治疗效果为佳，恢复较快。

本病可以由于颅脑占位性病变、肿瘤压迫动眼、滑车、外展三对脑神经核（第3、4、6对脑神经）；也可以由于脑部供血不足而造成眼肌（眼外肌、眼轮匝肌）的麻痹。因此临床必须进一步进行脑系科、内科等检查，必要时可以进行脑部 CT 检查排除颅脑占位性病变，以利于对疗效与预后的正确估计。

70

十七、巩　膜　炎

本病在中医眼科里称为火疳、白睛青蓝。

【病因病机】　热毒火邪从内而发，上攻气轮深部；又因湿浊热毒或阴虚内热化火，侵犯肺经（"火克金"之证），郁发于目之气轮所致。

【辨证】　羞明、流泪、视力减退、眼球及眼眶胀痛，以指触之有明显的局部压痛。初起白睛形成局限性隆起，颜色呈暗红或紫蓝色，产生结节与球结膜相粘连。轻者为表层巩膜炎或上巩膜炎，愈后不留痕迹。重者为深层巩膜炎，可累及球结膜、角膜，并有反复发作，愈后留有磁白或青蓝色瘢痕；合并硬化性角膜炎或虹膜睫状体炎者，视力减退。妇女在月经来潮前，病情加重，伴有痛经、经量多、色深紫，谓之"血热血瘀"症。有关节疼痛或痛风者，巩膜表层及球结膜呈弥漫性水肿，充血较重、色鲜红，疼痛流泪，伴有寒热，谓之"湿热症"（风湿性）。有气虚阴耗、疲倦乏力、或阴虚火旺、午后潮热，巩膜结节样肿大、顶部发黄，合并角膜实质炎、前房积脓，甚至结节溃烂，久不收口者多为结核性。

【治疗】 泻火解毒、凉血散结。

合谷、承泣、四白、睛明、攒竹、曲池。

【穴位释义】 合谷、曲池、承泣、四白为手、足阳明经之穴。此病因热毒火邪攻于气轮深部，气轮属肺，太阴之脉。太阴与阳明相表里，泻阳明经脉之穴，以达到疏泄气轮之热毒火邪目的。睛明为五脉之会穴，取之疏通脉道，祛其湿浊热毒。攒竹、太阳散热镇痛。

【方药】 清热解毒、通便泻火。

紫花地丁 30g、野菊花 12g、穿心莲 12g、甘草 6g、浙贝 6g、蒲公英 12g、桑白皮 12g。水煎服，每日一剂。

结核性巩膜炎：加白及 12g、沙参 9g。

风湿性巩膜炎：加防风 9g、秦艽 9g、海风藤 12g。

便秘：熟军 6g、生石膏 20g。

患侧偏头痛：白芷 6g。

【方义】 紫花地丁、野菊花、穿心莲清热解毒。浙贝清除痰湿。桑白皮泻肺经之火邪热毒。防风、秦艽、

71

海风藤祛风通络。白及、沙参清肺润肺。熟军、生石膏通便泻火。

【体会】 此病应全身辨证，风湿引起者加祛风、渗湿之品；有结核者，清补肺经，以祛虚火上炎之患；有便秘者，病情易于加剧，针、药也不易收效，宜加熟军、生石膏，以通便除烦。

十八、虹膜睫状体炎

本病在中医眼科里称为瞳神干缺、瞳神紧小。

本病为色素膜炎性疾患，表现在色素膜前路部分的疾病。因此同时兼见前房积脓等症。它的病因、症状与"黄液上冲"节所介绍的内容有相同之处（请参阅本章第十节）。治疗也是一致的。进一步临床治疗与分析可参阅下一章第二节"全色素膜炎"。

【取穴】 合谷、风池、曲池、睛明。

【穴位释义】 合谷、曲池有清理头目、疏泄风热、散蕴结毒邪之作用。风池为胆经之穴。本病多因肝经风热、热毒蕴结所致，肝与胆表里，故取风池以泻肝胆之风热。本病亦可因肝肾阴虚，虚火上炎而致。睛明为膀胱经之穴，肾与膀胱相表里，肝为木，虚则补其母，故取之以膀胱之壬水涵木。

第四章　内　眼　病

本章介绍眼球内以虹膜睫状体组织为界以内的组织病变。如各种因素引起的视网膜功能障碍的病变，以及视神经、视网膜血管的疾病共 17 种。它们的共同特点是除了青光眼引起眼部的炎性反应和剧烈疼痛、全色素膜炎（它的前路——虹膜睫状体）炎性症象与疼痛外，其余的疾病均是以青盲、暴盲为症象，以视力、视野、色觉变化为具体内容的疾病。外眼表现不出特殊的翳障之气色。它们病变的部位均在眼球内部，是眼科临床治疗难度较大的病症，也是本书介绍的重点。

一、青　光　眼

本病在中医眼科里称为青风内障、绿风内障、五风内障、雷头风、偏头风等。

近年来国内外通过研究，认为青光眼是由于眼内血管灌流压力偏低等因素，而使视神经缺血、缺氧，神经纤维功能丧失，最后导致失明。首先在眼底方面以视神经束进入眼内的视盘部分产生萎缩性病变，出现筛板间隙增大，视乳头呈现青光眼特有的凹陷——青光眼杯，视盘的血管经过这一凹陷的区域就呈曲膝状的起伏（青光眼的眼底血管特征之一）。因此在一部分病例中，眼压虽不很高，照样出现青光眼所具有的改变与症象（眼底变化、视力、视野等改变）。此类被称为"低眼压性青光眼"。

人们对于青光眼的认识逐渐深化。我们在针刺治疗视神经萎缩的病例中，就有一部分是由于青光眼引起的视神经萎缩。这种是直接造成患者视力、视野丧失的病变。为此青光眼临床确切需要解决的问题，除了手术施行减压术外，尚需要解决视神经萎缩所造成的失明和急性发作期眼部剧烈疼痛等临床课题。而针刺治疗青光眼正是针对着这两个内容提出的主治穴位，以达到临床上保护视力、解除痛苦的目的。

【病因病机】 多由七情过伤、肝胆风火上扰或因劳神过度、真阴暗耗，导致阴虚阳亢；或因外感六淫之邪（继发性青光眼）；或因脉道阻塞（出血性青光眼、高血压视网膜静脉阻塞引起者），均使气血不和，致使神水瘀滞，瞳神散坏而酿成本病。

【辨证】 绿风内障，可骤然发作，亦可缓慢进行。发作时头额偏痛于患眼侧，甚则痛欲撞墙。眼珠胀痛，伴有眶、鼻、颊牵引痛。视物昏蒙，常见灯光似有红、绿色晕圈围绕，兼有恶心、呕吐等候。瞳神气色混蒙，如淡烟笼青山之状，是为青风内障。瞳神散大为其特征。风轮色泽暗滞，呈云雾状灰白色混浊，其周围赤脉满布或呈抱轮混红，甚者白睛混赤。瞳神呈淡绿色混浊，视力急骤下降。急性发作后，可出现一段静止期。

74

每当情绪激动而再度发作，每次发作后视力、视野均见减退、缩小，瞳散不收，色泽渐转灰黄。若并有眼内出血者，色泽可转乌黑色，这是临床少见的乌风、黑风内障。

【治疗】

属风热上攻者：散风清热、疏肝开郁。

出血者：活血化瘀、通经活络、以疏脉道。

合谷、风池、睛明、胆俞、肝俞、球后、承泣。

头痛剧烈：加上星、百会。

【穴位释义】 上星、百会为督脉之穴。督脉主一身之阳，取此穴可宣通头目之阳气。百会为五阳之会（手、足三阳与督脉之会），主治目眩。上星主治头痛、头眩、目痛。风池泻肝胆之风热。胆俞、肝俞解除肝胆之风火上扰。本病乃肝经真阴暗耗，取睛明用膀胱壬水，以水涵木。本病系气血不和、脉道阻塞所致，取阳明经多气多血之原穴合谷，通调气血、舒通脉道。

【体会】 青光眼在减压术的基础上，通过针刺、中药治疗能取得以下的临床疗效：

1. 针刺治疗可解除急性发作期的头目剧烈疼痛。

2. 由于眼内血管灌注压降低及其他因素而造成视神经缺血、缺氧，引起视网膜功能下降（即视神经萎缩后出现的视力下降、视野缩小）。通过针刺治疗能收到对视力、视野的保护作用。

3. 对青光眼，眼压升高，角膜受压缺氧、水肿，引起的大泡性角膜炎、角膜溃疡以致前房积脓（多见于

75

绝对期青光眼），通过中药治疗，可使之很快溃疡愈合、前房积脓消失。

二、全色素膜炎

本病在中医眼科里称为神光外逸、视惑、青盲、暴盲、青风内障、云雾移睛等。

色素膜炎，它是指眼部整个色素膜的炎性病变，也称为全色素膜炎。它包括前路（虹膜、睫状体等组织）、后路（从眼内锯齿缘起，向后极部这全部脉络膜组织）。全色素膜炎在前部可见睫状充血、角膜后壁沉着物，房水内在裂隙灯下可见悬浊物飘动、出现混浊性光柱（丁达尔现象），也有前房积脓的。此病由于虹膜的炎性反应较强烈，虹膜的纹理不清、色泽灰暗，能在很短时间发生虹膜粘连，有时造成瞳孔闭锁而丧失视力。因此必须强调及时散瞳，抢救视力。在晶体前囊壁上常见虹膜残留的棕色色素颗粒沉着。

后部炎症的表现为玻璃体混浊。在眼底方面，可出现网膜水肿、黄斑部失去反光、视网膜囊样变性、直接暴露出脉络膜组织及色素斑。有些眼底呈红润色泽（称为"晚霞状眼底"）。由于水肿，可以产生视网膜渗出与出血、色素紊乱等现象。在全身方面出现耳鸣、皮肤褪色斑（白癜风、毛发白化）、脱发。急性发作时伴有便秘等症。

目前国内外对此病没有特效的治疗方法。唯一的方法是应用大量激素口服、球后注射；也有应用免疫抑制剂治疗的。病情不易控制，复发率高，常由于反复发作而导致失明。

【病因病机】 肝肾阴虚、血虚生风，风血相搏；又因气血两燔，肾水不能涵木，肝血亏损，不能上荣于目而致抱轮红、瞳神干缺、神光外逸；又因风血相搏而致白癜风、毛发白化、头昏目眩、耳鸣、脱发；阴液亏损，阴津不能润肠而大便燥结。

【辨证】 视物急骤不清，眼胀痛、畏光，脱发、耳鸣、白癜风、毛发白化、大便秘结，眼前闪光。眼部呈抱轮红，风轮后壁裂隙灯下可见沉着物、房水混浊。黄仁纹理不清、颜色变灰失泽，与前面风轮后壁或后面睛珠相粘连，瞳神发生变形呈"瞳神干缺"、"瞳神缩小"症、睛珠混浊、神膏混浊。眼底望诊视乳头边界模糊、静脉充盈、迂曲，黄斑水肿、视网膜呈波纹状或放射状皱褶。视网膜有呈豹纹状或红润如"晚霞状"的改变。亦可见黄斑部的囊样变性、硬性渗出物。视网膜萎缩性病变，可见到黑色素膜显露；又有出血、渗出之变化。

【治疗】 针刺治疗同虹膜睫状体炎。由于本病与全身气血密切相关。因此除了针刺治疗外，配合中药内服收效颇佳。

【方药】 清热解毒、凉血散风、滋益肝肾。

丹皮 20g、玄参 20g、茅根 15g、板蓝根 15g、蒲公英 12～15g、防风 12g、柴胡 9g、野菊花 12g、蔓荆子

77

12g、茺蔚子 12g、大青叶 12g。

加味：

风热较盛、前房积脓、角膜后壁沉着物、房水混浊；散风、解毒。加：防风 15g、紫花地丁 30g、穿心莲 12g、茺蔚子 15g、蔓荆子 15g。

玻璃体混浊、眼底水肿、网膜皱褶、渗出：利湿、透郁。加：生地 15～30g、茯苓 12g、泽泻 12g、车前子 12g、紫草 6g、通草 6～9g。

眼底静脉充盈、迂曲：散瘀、通络。加：地龙 9～12g、鸡血藤 12g、络石藤 12g、白芍 15g。

伴有关节疼痛加：海风藤 9～12g、木瓜 12g。

球结膜充血（睫状、混合充血）加：桑白皮 9～12g。

大便秘结、舌苔黄燥（本病对于保持大便通畅极为重要）加：生石膏 20～30g、熟军 6g、决明子 12g。

口干阴液亏损加：麦冬 12g、石斛 9g。

口干、苔黄加：佩兰 9g。

眼底渗出加：黄柏 12g、知母 12g。

网膜渗出，欲发而不得加：紫草 6～9g。

肝阳亢加：柴胡 12g、白芍 12g。

耳鸣加：

实证（肝胆实火）：胆草 12～15g。

虚证（肝肾不足）：首乌 12g。

脱发、白癜风、毛发白化加：首乌 12～15g。

妇女行经期（来潮前加药）加：益母草 12g。

以上药味，根据各种症象进行添加，药味重复者取其较大剂量的，在某一症象组内，药物可以任选1～2味，参加基本方组成方剂。

【体会】 应用中药、针刺疗效较好且稳定。从全身调整方面显示出它的重要性。

在一些病例中，病变处于剧烈阶段，出现头发斑白、白癜风、脱发。通过治疗后，眼部病情缓解、视力提高、眼底变化好转、房水转清、角膜后壁新鲜沉着物减少等是眼科的观察指标。除此以外，全身方面，患者发现停止脱发而生发，皮肤褪色斑渐转正常、斑白毛发颜色转黑，这些也是很有意义的观察指标。另外，此病急性发作期，经常出现大便秘结。此非小事，应用通便泻火的方法，可以使炎症得到很快控制，至少不继续加剧。

三、中心性浆液性视网膜脉络膜炎

79

本病在中医眼科里称为视惑、视瞻昏渺、视瞻有色、云雾移睛。

【病因病机】 本病由于内络气郁、玄府不和所致，与心、肝、肾三经虚损有关。外邪乘虚而入，结于经中，由目系入眼内；又因饮食不节、形体劳伤、脾气受损，精气不能上运于目所致。

【辨证】 眼外观无异常，患者感到视物模糊，似有纱幕所障，视物变形（变大或变小）。发病初期伴有同侧偏头痛。眼底望诊，可见黄斑区水肿，其边缘呈圆形、椭圆形或不规则的光晕。黄斑中心凹光反射消失，在水肿区可见黄白色或灰白色的点状渗出物。一般痊愈后不留任何痕迹，视力也不受影响。如果在黄斑区有出血、渗出，在不同程度上留下痕迹，中心视力则受到一定影响。

【治疗】 补中益气、疏通心肝肾三经之郁结，使邪不入目系。

承泣、睛明、合谷、球后。

【穴位释义】 本病因心、肝、肾三经脏气虚损所致，补睛明穴，以收到培补三经之脏气功效。承泣、合谷为手、足阳明经之穴。阳明经多气多血，取之以通调全身之气血。承泣为胃经之穴，取之以健脾运。球后调整眼部之脉气。

四、视网膜中央动脉阻塞

本病在中医眼科里称为暴盲。

视网膜中央动脉阻塞，多发生于有高血压动脉硬化或心血管系统疾患的病人，或患有可发生血栓脱落的全身性疾病的患者。视网膜中央动脉，一旦被血栓阻塞后，这条被堵血管所支配的视网膜，就立即失去应有的功能。阻塞的范围，有全阻塞或阻塞一支和两支血管（这里是指动脉的鼻侧下、上支，颞侧上支和下支，睫状动脉区域支）。这样就可能出现全部视力丧失或部分视力丧失（视野缺损）的症象。现代医学眼科较早的书籍和文献认为，中央动脉阻塞在 24 小时以上无法开通者，就有失明的危险。在我们针刺治疗视网膜中央动脉阻塞的临床病例中，大多数都超过 24 小时，还有阻塞几天后的病人。他们往往使用过硝酸甘油（舌下含）或亚硝酸异戊酯（鼻闻）、以及其他血管扩张药物治疗等手段，在无法解决血管堵塞的情况下，才进行针刺治疗的。通过第一次针刺治疗，即可在视力方面有不同程度的改善。

【病因病机】 多因忿怒暴悖、肝气上逆、气血郁闭，精明失用；或因惊恐过度、心神失守、气血妄乱，不能运精于目；或恣酒嗜辛，胃热蕴蒸，气血逆行而致；亦有思虑过度，用心过极，营血暗耗，或色欲过度，水虚火炽，以致脏腑精华不能上升，归明于目。《审视瑶函》认为："曰阴孤，曰阳寡，曰神离，乃闭塞关格之病"。动脉称为阳络，动脉栓塞为闭塞关格。由于阳络阻塞，使精血不得入目为孤阴不生。由于中央动脉阻塞，造成视网膜缺血、视功能丧失称为阳寡。此病平素目无他疾，突然不能视物，视力丧失，称为神离而盲。

81

【辨证】 平素眼无他病，一眼或两眼骤然失明，故称暴盲，它与青盲的区别在于失明的时间上，青盲是逐渐失明，暴盲是突然失明。有些病人最初感到眼前有黑影，在 2～3 小时后对光线的感觉全部消失。外眼无翳障之气色，无特殊之苦楚。眼底望诊所见，视乳头水肿呈灰白色，失去正常的红润和色泽，黄斑区呈轮状之光晕，中心凹郁血呈一点樱桃红色（也称之"樱桃红"），此为视网膜中央动脉阻塞的主要诊断依据与见证。

【治疗】 通调气血、舒通脉道、平肝熄风。

睛明、球后、曲池、风池、翳风、承泣、合谷、四白。

【穴位释义】 睛明通调五脉之气，根据肝、肾同治的原则，膀胱属水，以水涵木可使肝平气顺。合谷、曲池为手阳明经之穴，合谷为多气多血之原穴，二穴对于调整气血起一定作用，并有镇静、泄热的功效。风池为足少阳胆经之穴，有熄风的功效。肝与胆相表里，肝气上逆，泻风池同样可以起到平肝调气的作用。承泣、四白为足阳明经之穴，阳明经多气多血，故能调治气血，使逆气下顺，并泄胃肠之蕴热。翳风手少阳三焦经之穴，三焦主气，取之以调气机；又三焦与心包相表里。心包主脉、代心行令。由于气血郁闭，造成血管堵塞，所以取翳风通调气血。上述取穴以调气为主，血管堵塞中医属瘀证。又因气为血帅，以气推血。由于气机不畅而发生堵塞，因此要调气通络。在脏腑者，腑为阳；在气血者，气为阳。故取阳经穴为主。球后为经外奇穴，是眼疾治疗中，尤其内眼病必取之穴，有调整眼部气血的功效。

【方法】 睛明、球后，针刺1.2～1.5寸，轻轻小幅度捻转（进针时），进入皮肤后基本上不捻转，更不可行提插手法，而将针向前推进。曲池、风池、合谷：针刺1.0～1.5寸，用提插泻法。翳风、四白：针刺0.5～1寸，用雀啄泻法。承泣：针刺1.0～1.2寸（手法同睛明、球后）。

以上穴位针刺后留针20分钟，每日一次，十次为一疗程。

【体会】 对于急需抢救视力的视网膜中央动脉阻塞，针刺治疗可使患者的视力有不同程度的改进。在某些病例中我们应用眼底荧光造影照相法检查，发现经过针刺后被堵的血管已经全部开通，造影剂全部显示，而患者的视力仍无明显提高。这样就考虑到，由于视网膜组织是脑神经细胞的一种特殊结构形式。这种组织对于缺血、缺氧极为敏感，由于堵塞时间太长，组织细胞的功能不能迅速恢复或不能恢复。另外，在血管支方面：单一的支之间阻塞情况相比较，鼻侧的血管不如颞侧支较易恢复、疗效好。尤其是鼻侧上支效果最差，其次是睫状视网膜动脉。请参阅表3。

在阻塞的时间方面的比较，亦以早期针刺治疗收效为佳。请参阅表4。

表3 疗效与阻塞部位的关系

阻 塞 部 位	显效	有效	进步	无效
中　央	26	56	67	19
颞　上	15	4	7	5
颞　下	7	4	4	3
鼻　上	0	0	0	1
鼻　下	1	0	1	0
上　支	3	1	1	0
下　支	1	0	1	0
睫状视网膜动脉	1	2	1	2
不　详	5	2	1	1

表4　疗效与病程的关系

病　　程	显效	有效	进步	无效
＜1 天	15	19	17	6
2 天	3		8	2
3～4 天	16	11	17	4
5～7 天	13	10	13	2
8～14 天	6	6	9	5
15～30 天	6	12	10	6
31～60 天	1	2	9	3
＞60 天		4*		3△
不　　详	1			

＊4 例病例各为 3 月、4 月、6 月、1 年　△3 月、4 月、9 月各 1 例

　　以上两表格是天津市眼科医院十年来对针刺治疗视网膜中央动脉阻塞临床资料的总结。此两表证实了视网膜中央动脉阻塞部位不同它们的疗效也不同，另外，表明中央动脉阻塞的时间越长临床疗效越差。为此强调早期进行针刺治疗，以抢救垂危视力。

　　【注意事项】　本病多有心血管系统疾患，易产生血栓，由栓子脱落而致视网膜中央动脉堵塞。因此必须详细进行内科检查（包括血压、心电图、心肺功能），在针刺操作过程中要提防冠心病患者心绞痛的发作。有冠心病病史患者必须在备有心血管扩张剂（急救药物）的情况下进行针刺治疗，以免发生意外。

84

五、视网膜中央静脉阻塞

本病在中医眼科里称为视瞻昏渺、目衄、云雾移睛、暴盲、青盲。

本病是以视网膜中央静脉被阻塞为表现的疾病。视力迅速下降或消失，但是发病不像视网膜中央动脉被堵塞那样急骤。眼底视网膜血管出血，沿视神经乳头呈放射状，血管附近呈火焰状、片状的出血斑，静脉充盈、怒张，被堵血管的远端呈白色线状为主要表现。本病治疗主要解决静脉血管的堵塞以及出血后造成机化的问题。本病多发于老年人以及动脉硬化高血压病、心脏病，亦见于结核、梅毒、贫血引起的血管病等患者。因此临床治疗还得根据病人的内科详细检查和治疗内容进行配合。

【病因病机】 肝经火邪热盛，火邪上攻目系、目络壅阻，血迫溢于络外；又因肝肾阴虚，阴虚火旺，血热妄行于目络外；又因气滞血瘀，阻于眼内络脉所致。

【辨证】 外观眼部无异常，无翳障之气色。视力下降或出现眼前黑影（视野局部缺损）。无疼痛不舒。视力下降的速度，并不像视网膜中央动脉阻塞那样急剧、突然。眼底望诊所见，以出血、水肿为主要症象。视乳头水肿、边界模糊，乳头静脉充盈怒张、扭曲。可见以乳头为中心呈放射状的出血斑或在网膜上充盈的静脉处呈火焰状出血，及深层的圆形出血斑，这些是由于脉道

85

壅阻，血溢于络外的表现。网膜水肿是由于水湿内停引起的。可见曲张的静脉出没在出血、水肿的视网膜内，呈断续状态。出血量增多，可以进入玻璃体内，引起玻璃体混浊或出现视力迅速消失。眼底除出血斑外，在血管附近可见到白色变性的斑块。

【治疗】 疏肝理气、舒通脉道、活血化瘀、渗湿消肿。

合谷、睛明、承泣、足三里、三阴交。

【穴位释义】 合谷为阳明经多气多血之原穴，以通调经脉气血。合谷又为"四关"穴之一，可通调关格之闭阻，起到活血、通络、化瘀的作用。睛明为五脉之会，以调眼部五脉之气血，开通闭塞之脉络，促使瘀血的吸收。承泣、足三里胃经之穴，脾与胃相表里，取之以健脾运，消除眼内水湿之内停。三阴交脾经之穴，是与肝、肾二经之交会穴，以此降肝阳之上亢，补肾阴之不足，并达到健脾利湿消肿的作用。

【方药】 新鲜出血者，以凉血止血为主，活血化瘀为辅（离经之血不可不化）。

侧柏叶 12g、仙鹤草 12g、茜草 9g、三七粉（冲）6g、丹皮 12g、生地 12～15g、桃仁 9g、红花 9g、赤芍 9g、川芎 6～9g、白芍 12～15g、柴胡 9～12g、茯苓 12g、车前子 9g、知母 9g。

【方义】 侧柏叶、仙鹤草、茜草、三七粉、丹皮、生地有凉血、止血、引血归原的作用。桃仁、红花、赤芍、川芎活血化瘀促使离经之血的吸收，以免日后发生

86

严重的出血性机化,影响视力或造成网膜脱离之后患。白芍、柴胡平肝、疏肝理气,以降肝经之逆。生地、茯苓、车前子利湿消肿,促进水肿的吸收。知母对于视网膜上的渗出物有促进吸收的作用。

【体会】 对眼底的新鲜出血,虽然必须以凉血止血为主,但不能单纯进行止血,应该从病理的发展考虑。单纯用止血,不用化瘀的方法,往往血是被止住了,而视力却无法得到满意的恢复,因为眼底出现了较多的出血性机化物,这也是眼底出血最不易解决的难题。如果早期应用活血化瘀之品,促进早期吸收,存留的机化物就可以少一些,这样对病人视力的恢复较为有利。古人认为:离经之血,不可不化。这句话有它一定的意义。但是在组方时,止血与活血的关系一定要明确,要以活血化瘀为辅,在药味数目、药量方面均要加以掌握。大量出血无法窥到眼底者,如果眼底镜下无红光反映,呈现一片漆黑,此时应通过问诊,了解出血时间。有时病人说不清楚具体时间,往往这种情况是"暴盲",就可以询问视物不见几天?如果是几小时之内者,可让病人立即服三七粉并安静休息,以免继续出血。尽量做到立即止血,减少出血量,这对以后的治疗及视力恢复均有益处。出血后3~7天方可适当加用活血化瘀之品。

六、视盘血管炎

本病在中医眼科里称为视瞻昏渺、云雾移睛、暴

87

盲、目䀮。

本病是以眼底视盘血管的炎性病变，而使视神经乳头水肿及静脉阻塞为临床表现的疾病。因此临床分为两种类型：

以视神经乳头水肿为主症的，血管反应次之，伴有眼底一部分出血者为乳头水肿型。

以视盘血管（主要是静脉）阻塞为主症的，静脉充盈怒张，出现片状、火焰状、放射状出血，视乳头边界模糊不清为兼症者，称为静脉阻塞型。此型从表面症象看来似乎与上节所述的视网膜中央静脉阻塞相像，但本病是以视盘血管的炎性病变为主要临床特征的眼底病。

【病因病机】　因肝经热（火）盛，脉道壅阻，血溢络外；又因肝肾阴虚，阴虚火旺，血热妄行于目络之外，气滞血瘀，脉道瘀阻，导致水湿内停而肿胀。

【辨证】　热炽目络壅阻者，出现口干、便结、尿黄、脉弦数。眼底望诊所见，以视盘血管、网膜血管出血为主，呈片状、火焰状出血。由于大量出血而视力突然消失者为"暴盲"。出血可导致玻璃体积血，而发生玻璃体混浊者，为"云雾移睛"。可见视神经乳头及视网膜的静脉充盈、迂曲，视神经乳头轻度水肿等症象。

肝肾阴虚、气滞血瘀，出现头晕、目眩、神疲乏力、胸胁胀痛、纳呆少食、舌暗红有瘀点、脉沉弦。眼底望诊所见，以视神经乳头水肿为主。静脉充盈迂曲，可见点状、片状散在出血斑及渗出物。

【治疗】　清热降火、疏肝通络。

1. 肝火炽盛、目络壅阻

合谷、风池、足三里、睛明、承泣。

2. 气滞血瘀、水湿内停、肝肾阴虚

合谷、曲池、睛明、承泣、三阴交。

【穴位释义】 合谷为"四关"之一，可通脉道壅阻，又可通调气血，引导气血归原，有祛瘀消肿之功效。风池疏泻肝胆之热邪。曲池清热泻火。承泣胃经之穴，胃脉上循面颊，可通调眼部周围络脉之壅阻。三阴交足三阴经之会，以益肾补虚、健脾渗湿，消除眼内水湿之内停。睛明为五脉之会，以通调眼内络脉之壅阻。

【方药】 静脉阻塞型宜用活血化瘀、凉血止血为主之法。

乳头水肿型宜用清热解毒、渗湿消肿为主之法。

血管纡曲充盈怒张：疏肝、散郁、通络。

柴胡 12g、白芍 15g、当归 12g、地龙 9g、丹参 12g、鸡血藤 12g。

乳头水肿：渗湿消肿。

生地 15g、茯苓 12g、车前子 12g、木通 6～9g。

出血：凉血、止血、活血化瘀。

桃仁 12g、红花 12g、赤芍 12g、川芎 12g、花蕊石 20g、苏木 9g、丹皮 20g。

渗出、机化物：软坚、散结。

海藻 12g、昆布 12g、三棱 6～9g、莪术 6～9g。

【加味】

健脾益气：白术 12g、黄芪 12g、山药 12g。

黄斑水肿：黄柏 12g、知母 12g。

四肢不温：桂枝 6g。

行经期间（妇女）：益母草 12g。

口干、嗌干：石斛 12g、麦冬 12g。

阴虚火旺：女贞子 9g、丹皮 12g。

以上见症在各组药味中选取组方，有重复药味，取其一剂量较大者即可。做到随症加减，有所侧重。

【体会】 视盘血管炎临床上分两型：①乳头水肿型（也称视乳头睫状动脉炎）主要以乳头水肿为突出症象；②静脉阻塞型（也称视网膜血管炎），本型表现以视网膜静脉炎性病变为突出症象，兼乳头水肿。临床以静脉阻塞型多见。本病由于视盘静脉炎性病变而造成视网膜静脉阻塞，引起乳头周围出血、网膜静脉充盈迂曲，发病多见单眼。

以上这些内容与视网膜中央静脉阻塞表现极为相似，一般情况下容易混淆。

本病静脉阻塞型与视网膜中央静脉阻塞两者的区别：

视盘血管炎多发生在健康的青年人，并有一定过敏原因引起、病程进展缓慢、症状较轻、眼底乳头及其周围出血较视网膜中央静脉阻塞要轻、无明显视网膜水肿、预后良好。

视网膜中央静脉阻塞，有眼底反复出血病史、发病年龄不一定，有些患者有心血管病史，眼底除了有上述相似处外，它表现为网膜水肿、静脉埋没在内、压迫眼

球静脉不搏动，静脉周围有新生血管（静脉阻塞颞上主
支多见），预后欠佳。

我们在临床 18 例观察中，视力恢复至 1.0～1.5 8
例、0.6～0.9 5 例。18 例中经过上述中药等治疗，除
了 3 例无效，其余 15 例都有不同程度的视力进步。

七、视网膜静脉周围炎

本病在中医眼科里称为目衄、暴盲、云雾移睛、黑
花蝇翅、飞蚊幻见。

本病多发于青年人，30 岁以下者。所以也称青年
性结核性静脉周围炎。有人认为此病与结核过敏有关。
往往在临床体检中，X 线透视无活动性肺结核病变，仅
能见到肺部的钙化点，局部浅在淋巴结无肿大，没有明
确的结核病史，但是家属中有结核接触史。临床发病以
左眼多见，也有右眼和双眼发病的。随着反复发作，出
血量较多，而造成眼底视网膜上的出血性机化物增多、
增厚，因此也称作增殖性视网膜炎。往往导致视网膜脱
离而失明。或由于出血量较大，玻璃体积血，视力迅速
消失，成为"暴盲"。晶体后映见积血之玻璃体为"目
衄"。随着血液逐渐吸收，玻璃体内积血呈各种形状的
混浊阴影，大片不能移动的黑影为"云雾移睛"。随着
玻璃体积血的吸收、溶散，混浊物的形态如蝇翅状飘动
者为"黑花蝇翅"。玻璃体积血大部分吸收，混浊物逐
渐减小，如尘埃小点、飞蚊状者为"飞蚊幻见"。

对本病的治疗，关键是解决出血性机化的问题。这是眼内出血最棘手的问题，也是导致失明的主要原因。其次本病极易反复发作，很难加以控制。这样就造成了出血性机化物在视网膜及其他部位不断增多的重大威胁。因此要根据这两个重大难题，进行辨证立法。本病以中药治疗为主，在临床上有一定收效。

【病因病机】 肺经虚热，肝肾阴虚，肺金克木，肝木虚损，阴虚火旺，血热妄行于目络之外。

【辨证】 外观无异常。风、气两轮清晰，无外翳内障之气色。视力突然减退和消失，无外伤史。形体消瘦或虚胖，面色无华或㿠白，有时呈两颧颊潮红，眼圈灰暗，脉弦弱或弦细数，舌质红或稍暗，苔少或薄白。眼底病变可以发生于任何部位，主要是静脉受累。眼底望诊所见：可见静脉附近有白色渗出物，有些静脉呈白鞘膜状改变。静脉呈充盈、迂曲，或呈串珠状。视网膜出血有浅表和深层，并可以侵入玻璃体内，而造成视力迅速下降和消失，当时所见眼底仅有微弱的红光反射，出血量多者，眼底呈一片漆黑。出血后存留着不同数量的机化物。可以在视网膜表面覆盖，患者眼前呈黑影阻挡。在玻璃体中，呈块状、条束状、海草状物飘动阻挡。随着血液的吸收，黑色阴影溶散、活动度增加，眼前呈现如蝇翅、飞蚊之症。这就是造成"云雾移睛"、"黑花蝇翅"、"飞蚊幻见"之症的原因。

【治疗】 清热降火、凉血止血，兼以活血化瘀（根据眼底望诊决定）、滋阴补虚。

合谷、上天柱（风府穴旁开 1 寸处，天柱穴之上方取之）、内关、三阴交、足三里。

【穴位释义】 合谷为多气多血之原穴，可调全身气血；又为"四关"穴之一，以通关格、疏理妄行之瘀血，降上炎之虚火。上天柱位于膀胱经之上，膀胱经起目内眦，故可以清头目之虚火。内关为手厥阴经之穴，心包经主脉，可以清目络脉之虚热火邪。内关善调内脏、器官之病症。三阴交为脾、肝、肾三经之交会穴，脾统血，脾统失司则血不循经，取之以健脾运；又因本病为肝肾阴虚，阴虚火旺所致，三阴交滋益肝肾以收补虚的功效。足三里为胃经之穴，肺金之虚损，虚则补其母，足三里合三阴交，以阴阳脾胃之母，补其虚损。足三里又为全身强壮穴之一，取之以增强体质。

【方药】

1. 新鲜出血以凉血止血为主

侧柏叶 12g、仙鹤草 12g、三七粉（送）6g、白及 9～12g、沙参 9g、麦冬 9g、浙贝 6g、牡蛎 12g、蒲公英 12g、生地 12g。

2. 陈旧性出血、增殖性出血性机化以活血破瘀、软坚

桃仁 12g、红花 12g、赤芍 12g、川芎 12g、牡蛎 12g、昆布 12g、海藻 12g、穿山甲 6g、地龙 9～12g、三棱 6g、莪术 6g、白及 12g、沙参 9g、浙贝 6g。

加味：

脉弦、胸满：柴胡 9g、白芍 9g。

阴虚火旺、阴液亏损：麦冬 9g、知母 12g、玉竹 9g、石斛 9g、生地 12g。

中气虚弱：太子参 12g、白术 9g、山药 9g。

妇女行经期：益母草 12g。

【方义】 侧柏叶、仙鹤草、三七粉、生地凉血止血，生地有引血归源之意。白及、麦冬、沙参清肺、润肺，以泻肺金之虚火。蒲公英清热解毒。牡蛎引气逆下行而止血。浙贝清肺祛痰化湿。桃仁、红花、赤芍、川芎活血化瘀。海藻、昆布软坚化瘀，以除眼内陈旧性出血。穿山甲、地龙攻坚散结，地龙窜走十二经脉。三棱、莪术攻坚破瘀，对于较厚的增殖性机化物宜用，一般情况慎用。柴胡、白芍平肝明目、疏肝理气。麦冬、生地、石斛、玉竹、知母滋阴润肺，滋补阴液。太子参、白术、山药健脾运、补益中气。

【病例介绍】 刘某，男，30 岁，农民。1984 年 6 月 7 日就诊。

主诉：两眼视力模糊一年，近三个月来加重。

病史介绍：患者于 1983 年 6 月 20 日，两眼视力突然模糊，来天津眼科医院检查，诊断为"静脉周围炎"，住中医病房治疗，视力基本恢复正常出院。于 1984 年 1 月 25 日复发，视力再度下降，于中医专科门诊治疗。近三个月来病情日益加重，医治罔然，要求转来我科治疗。

检查：视力：右眼：手动/眼前，左眼：指数/眼前。两眼外观未见异常，角膜正常，瞳孔对光迟钝。眼底：窥不见眼底，无红光反映。

脉象弦稍迟，舌质淡红，苔白腻厚，四肢乏力，头胀，二便正常。

诊断：两眼视网膜静脉周围炎。

中医诊断：暴盲（双眼）。

治则：活血、止血、软坚、破瘀。

方药：桃仁 12g、红花 12g、赤白芍各 15g、川芎 12g、花蕊石 20g、仙鹤草 12g、柴胡 12g、三七粉（冲）6g、地龙 9g、三棱 6g、莪术 6g、知母 12g、鸡血藤 12g、牡蛎 12g、决明子 9g、蒲公英 12g、海藻 12g、昆布 12g、生地 12g、麦冬 6g、白及 6g。水煎服。

观察经过：经服中药 24 剂后，视力：右眼：指数/1 尺半，左眼：0.05。两眼：眼底窥不见。

服中药 49 剂，视力：右眼：0.1，左眼：0.1。眼底：右眼颞侧隐见网膜组织，乳头鼻侧可见白色条束状机化物，只能见到局部网膜，其余均为白色混浊所阻挡。左眼眼底窥不见，但已能见到眼底红光反映。

停药四个月后复查：视力：右眼：0.4，左眼：0.4。病情稳定，疗效巩固，视力较停药时尚有进步，能干农活和养猪等。

【体会】 在治疗方面，对反复出血最为忧虑。为了要使疗效稳固，必须进行全身调整，以资奠定巩固疗效的基础，不致反复。上面介绍的病例，就是由于肝气甚

95

盛而致反复出血，必须加以疏肝理气等治疗。在临床药物选择方面，必须以眼底望诊为主要依据。新鲜出血应凉血止血，不可用攻伐太过的活血之品。对顽固不化之瘀结，可应用攻坚散结、行血破瘀之法。这种药力比一般的活血化瘀药的力量要强。由于药力峻猛更要谨慎，同时应注意观察。有时在视力逐步上升、机化物逐步吸收的情况下，由于贪功心切，不及时减量和撤药，以致攻伐太过，可以造成再度出血。以上组方如应用得当，临床可获满意效果。尤其对于出血性机化物的消除，有一定的助益。

一切疾病均应该以预防为主。本病由于出血量越多后果越不佳，疗程越长，为了控制其出血量，不至于造成不良后果，因此可嘱咐病人，一旦出现如焰火初起之状或喷泉欲射之状的眼前出血阴影，可用常备止血药（三七粉、云南白药等）立即送服，并安静休息片刻，再去就医。经过这样处理后的病人，临床上再用中药调治，治疗时间短，视力恢复较快，机化物少或不存留，临床效果好。上述病例就按此方法，收效很大。这种方法对于频繁、反复出血的病人是一个有效措施。

八、眼内出血

本病在中医眼科里称为暴盲、视瞻昏渺、云雾移睛、血灌瞳神、目衄、青盲。

眼内出血的范围较广,上面几节已经介绍了一些眼底出血的疾病,如眼底血管病变,包括静脉和动脉的病变(静脉周围炎、中央静脉阻塞、视盘血管炎等)。这节主要介绍因全身性疾病引起的眼内出血(动脉硬化、高血压病、糖尿病),或因其他病变,如高度近视豹纹状眼底动脉硬化、外伤暴力、钝挫伤。这些直接和间接引起血管的破损均可造成眼内出血。

【病因病机】 肝经实热,血受热迫,冲破眼内血络溢于络外;或肾阴亏损,虚火上炎,血不循经,溢于络外;亦有眼球受跌仆损伤、钝力撞击(钝挫伤、穿通伤),血络受损而致。

【辨证】 眼内出血为眼衄。视力突然下降,轻者如有云雾、薄纱笼罩之症为"云雾移睛";重者仅能辨明暗或眼前红光满目、或一片漆黑为"暴盲";风轮后一片鲜红色血液,甚者瞳神被掩盖,为"血灌瞳神"之症。也有外伤后,外眼未见出血迹象,而眼底望诊仅见红光反映或一片漆黑的"暴盲"之症,或伴有头痛、眼胀痛等症。引起眼内出血除外伤以外,很多病种均可有之,它们的病因、病机、治则大致相似,但是各有其特点及具体治疗方法,将分别在下面介绍。

97

【治疗】 眼内出血的治疗偏重于中药。

眼内出血基本方:桃红四物汤加减。

桃仁 12g、红花 12g、赤芍 12g、川芎 12g、仙鹤草 10～12g、三七粉(冲)6g、生地 20g、玄参 20g。

1. 静脉周围炎

针刺取穴、穴位释义等请参阅"视网膜静脉周围炎"一节。

【方药】 白及 12g、沙参 9g、牡蛎 12g、浙贝 6g、海藻 12g、昆布 12g、蒲公英 12g。

渗出、机化加：三棱 6~9g、莪术 6~9g、地龙 9g。

2. 视盘血管炎（静脉阻塞型）

针刺取穴、穴位释义等请参阅"视盘血管炎"一节。

【方药】 白芍 15g、木通 6g、柴胡 12g、丹参 12g、当归 12g、地龙 9g、鸡血藤 12g。

四肢不温加：桂枝 6g。

黄斑水肿加：黄柏 12g、知母 12g。

妇女行经期加：益母草 12g。

健脾益气加：白术 12g、黄芪 12g、山药 12g。

3. 高血压、动脉硬化

【取穴】 合谷、太阳、攒竹、三阴交、丰隆。

【穴位释义】 合谷为阳明经多气多血之原穴，通调全身气血；又泻阳明实热而间接有润肠之功效，以免便秘用力而加重出血。睛明为膀胱经之穴，五脉之会，主治眼病，通调五脉入眼之气血。太阳、攒竹主治目痛头痛，改善眼周围之络脉。三阴交脾经之穴，为足少阴肾、足厥阴肝之会穴，有补肾培元、柔肝潜阳、增益脾运以资健脾摄血的功能。丰隆为胃经之络穴，脾与胃相表里，以健脾运；又为主治诸痰之要穴，解除高血压痰湿壅盛。

【方药】 石决明 20g、草决明 12g、柴胡 12g、白

98

芍 15g、蒲黄 9g、菊花 6g、丹参 12g。

4. 高度近视眼眼底出血

【取穴】 睛明、合谷、球后。

【穴位释义】 合谷通调全身气血，使精微归于目。睛明为膀胱经之穴，五脉之会，调整入目之气血，改善眼部之供养。球后为眼部近穴能调眼部之气血。

【方药】 远志 12g、石菖蒲 12g。

玻璃体混浊加：枸杞子 30g、茯苓 12g、车前子 9～12g。

5. 糖尿病眼底出血

【取穴】 合谷、睛明、阳池。

【穴位释义】 合谷、阳池二穴分别为足阳明胃经、手少阳三焦经之原穴。原穴为脏腑真气输注之经穴。合谷通调全身气血有利于三焦功能的调整。阳池主治消渴烦闷。睛明为膀胱经之穴，肾与膀胱相表里。本病与脾、肺、肾三脏有关，阳明与太阴相表里，合谷配睛明同用，可调脾肺肾经气。

【方药】 黄柏 12g、知母 20g、黄芩 12g、玉竹 20g、天花粉 30g、生地 20～30g、山栀 12g、丹皮 9g。

6. 视网膜中央静脉阻塞

针刺取穴、穴位释义、方药请参阅"视网膜中央静脉阻塞"一节。

又一方：柴胡 12g、香附 9g、玄参 9g、栀子 20g、枳壳 9～12g、牛膝 5g、丹皮 12g、丹参 12g、黄柏 12g、知母 12g。

渗出、机化治疗同上。

7. 外伤性眼内出血

【取穴】 合谷、足三里。根据眼底外伤出血部位加取以下穴位：

鼻侧上方：见阳$_4$。

鼻侧下方：下睛明。

正中上方：中明。

正中下方：承泣。

颞外方：球后。

黄斑区：睛明。

【穴位释义】 合谷通调头面部气血，经云"面口合谷收"。足三里为胃经之合穴，合穴有治疗内腑之功能，主治目疾，通调外伤气血瘀阻。

【病例介绍】 冀某，男，62岁，干部。1984年3月13日就诊。

主诉：左眼出血十余天。

病史介绍：患者自1978年5月因突然左眼视物不见，来天津眼科医院检查，诊断为"眼底出血"，视力光感，经三个月中药等治疗，视力0.1、矫正视力0.5。1980年12月10日因二周前左眼又突然视物不见（视力：左眼：手动/眼前），又经中药治疗四个多月，左眼眼前呈一片白色光线，仅能见到往来人影及远处的树影等。本次为第三次左眼眼内出血，要求服中药治疗。

既往患者两眼交替眼内出血，有高血压病、高度近视眼病史。

检查：视力：左眼：指数/眼前。外眼未见异常，晶体前囊呈数小点状沉着、玻璃体混浊。眼底：窥

100

不见。

脉象沉细稍滑、舌淡红稍嫩、苔白腻，纳佳、寐尚安、二便正常、胸满、右耳鸣、腰酸、口干、外感未尽。血压：160/110mmHg。

诊断：眼底出血（左眼）、两眼屈光不正、玻璃体混浊。

中医诊断：左眼暴盲。

治则：活血止血、平肝潜阳、舒通经脉。

方药：桃仁12g、红花12g、赤芍12g、川芎12g、牡蛎12g、白芍15g、柴胡12g、三七粉（冲）6g、地龙9g、仙鹤草9g、丹参12g、玉竹9g、首乌9g、生地12g、茯苓12g、沙参9g、蒲公英12g、板蓝根15g、石决明（先煎）30g。水煎服。

观察经过：经服中药14剂后，视力：左眼：0.04，矫正视力：0.2。眼底：玻璃体混浊，眼底较模糊，隐见较细血管及豹纹状眼底。

服中药21剂后，视力：左眼：（戴镜）0.4。眼底：玻璃体大部分混浊已吸收，眼底较前清晰，乳头、血管均能窥见，血管动脉细、豹纹状眼底。

服中药28剂后，玻璃体内出血明显吸收。可见密度较高的黑色粗条束状阴影，原有大片状黑色阴影已融散。

服中药49剂后，视力：左眼0.1，矫正视力0.7。眼底：眼底清晰可见，颞侧部位玻璃体稍混浊，视乳头边界尚清楚，乳头颞侧可见白色条束状机化物，动脉细、静脉充盈，豹纹状眼底。原出血斑完全吸收。

101

服中药 56 剂后，视力：左眼矫正视力 0.7。眼底：乳头边界欠清，色泽正常，血管细红，豹纹状眼底，除乳头颞上方尚可见到一条束状机化物外，未见出血与渗出。已告痊愈，复工上班。

随访：停药后七个月复查，视力：左眼 0.1，矫正视力 0.7。眼底：未见出血。病情稳定，疗效巩固。

【体会】 对出血性疾病，凉血止血与活血化瘀两者相辅相成，不能偏废。主要应根据出血的病程阶段，进行立方处治。而决定这些的辨证要点是眼底变化的情况和出血的时间。新鲜出血必须采取立即止血的措施，以免眼球内大量积血，吸收困难，治疗时间延长，存留机化物增多。对各种致病因素的对因治疗，必须加用药味参与组方。眼内出血以中药治疗为主，在某些病种的治疗方面，可以应用针刺、中药双管齐下，效果更佳。外伤性前房出血，须密切注意眼压变化，以防止青光眼的发生。

九、视神经脊髓炎

本病在中医眼科里称为暴盲。

本病系由脊髓炎的炎性病变所引起。其中视神经乳头炎症，占视神经炎的 8%。在急性脊髓炎的病例中有 80% 以视神经炎为前驱症状，多累及双眼。临床可见由视神经炎而逐渐视乳头色泽变白，造成视神经萎缩。视力在急性炎症期发生黑矇后，虽然经内科、儿科治疗，全身脊髓炎的症象日益好转或痊愈，视力也不随之恢复。因此必须在治疗全身症状时，早期对患眼进行针刺治疗，以使视力得到及早恢复。

【病因病机】　肾为髓之海，肾阴亏损，外邪侵入足太阳膀胱经或足少阴肾经，继而乘虚入髓，而上行入目系导致此病。

【辨证】　初为外感之状，继而出现下肢瘫痪、尿失禁，甚则呼吸困难，同时出现双目暴盲、瞳神中度散大，对光反射消失。眼底望诊可见视神经乳头色泽褪色，黄斑区未见异常。

【治疗】　通调阳明气血、兼益肝肾。

晴明、球后、合谷、三阴交。

【穴位释义】　合谷为阳明经多气多血之原穴，以调理气血。球后为治疗视神经萎缩之要穴。三阴交为脾经之穴，与肝、肾二经之交会穴。阳明与太阴相表里，太阴脾布输全身津液，以滋养瘫痪之肢体，故以此穴滋益肝肾。

【病例介绍】　患儿发病急骤，病变蔓延迅速。一天内，由小趾疼痛向上延伸而致下肢瘫痪、膀胱括约肌麻痹（尿失禁）。脊髓的损伤平面相当高，使呼吸肌轻麻痹，呼吸困难，而欲作气管切开。上至视神经，瞳孔散大、对光反射消失、视力双眼黑矇。按照发病的趋势，是由膀胱经的至阴穴而循经络上行，相继出现下肢瘫痪、膀胱失司、暴盲。由于受风寒湿合邪侵犯，证为寒痹。

张某，女，5岁。1980年3月22日初诊。

主诉：双目失明一周。

病史介绍：一周前患儿感到左脚小趾疼痛，2 小时后两腿无力，已无法站立，体温正常。即去医院就诊，当时出现尿失禁，11 个小时左右出现下肢瘫痪、瞳孔散大。经天津儿童医院会诊，诊断为"视神经脊髓炎"，两眼视力无光感。由于脊髓损害平面较高，引起呼吸肌麻痹，准备气管切开，发病危通知。经一周抢救等治疗，脱离险情后，来天津眼科医院进行针刺治疗。

检查：视力（两眼）黑矇。角膜正常，瞳孔中度散大，对光反射消失。中间质清晰。眼底：（两眼）视乳头色淡、边界清楚。网膜血管细，中心窝光反射存在。

诊断：视神经脊髓炎、两眼视神经萎缩。

中医诊断：足太阳寒痹、双目暴盲。

辨证：本症始于左小趾疼痛，为足太阳经气之所，继而出现下肢肌肉瘫痪，又以膀胱失司不约，而出现尿失禁。故为足太阳寒痹。因此造成气血不能上注于目，目失所养而致暴盲。

治则：温经通络、通调气血。

取穴：睛明、球后、合谷、三阴交。

观察经过：选用以上穴位，每日一次，十次为一疗程。共治疗三个半月（1980 年 3 月 22 日～1980 年 7 月 16 日），视力（两眼）：黑矇→0.2。眼底：情况基本同前。

随访（1983 年 4 月 11 日）：经停止治疗三年后，视力：右眼 0.1，左眼 0.1。

【体会】 本病经抢救后转危为安，往往在这时才注意到患者瞳孔散大、视力丧失。由于视神经炎的后期乳

104

头色泽褪色而致萎缩，视力自发病起就丧失，即使如此也不能放弃治疗，因为经针刺治疗后视力能得到一定的恢复。若不抓紧治疗时机，将会给患者带来终身遗憾。

十、缺血性视神经乳头病变

本病在中医眼科里称为视瞻昏渺、青盲。

本病由于视神经供养血管梗塞，视乳头缺血、缺氧，引起乳头水肿等缺血性病变；也由全身缺血性疾病（血压过低）所致，如供血不足、妇女崩漏、大量失血；也有因慢性失血过多而致。造成视神经乳头水肿、出血（小点状出血）、渗出（棉絮状斑）、视力日益下降或视野缺损（下方偏盲性弧形暗点）。

【病因病机】 因脉道不舒、营血不足、阴血暗耗，导致血不养目，目失所养而废睛。

105

【辨证】 有明显失血史，或素有全身贫血、缺血之症象，如头晕、乏力、记忆力衰退、面色㿠白无华、午后神疲倦怠，妇女月经不调、或有崩、漏及慢性出血之隐患。主诉眼前发黑、视力下降。妇女每当月事前夕，此病易发和症状加重。视野缺损。眼底望诊所见，视神经乳头发生水肿、伴有渗出，边界不清，色泽尚正常，动脉（阳络）细，静脉充盈、迂曲。乳头色泽可见部分或全部变淡。

【治疗】 活血通络、养血滋阴、通调气血。

合谷、睛明、承泣、三阴交。

【穴位释义】 合谷为多气多血之原穴，以调理全身之气血，合谷对头目尚有通调气血、消肿止痛的功效，可收到对眼内瘀阻的活血通络作用。睛明为五脉之会穴，以通调五脉在眼部的气血。承泣为胃经之穴，胃脉上循面颊，可通调头面、眼部之血脉。又因脾与胃相表里，脾统血可调治眼部供养之不足。三阴交为脾经之穴，为脾、肝、肾三经交会之处，脾主运化，脾运不健而致眼内水肿，水湿内停，本病因营血不足，肝为藏血之所，肾为藏精之处，又因目得肝血而能视，故取此穴可滋阴养血，运精血于目而得养，健脾运而消除内停之水湿。

【方药】 舒通脉络、健脾养血。

基本方：当归 12g、鸡血藤 12g、丹参 12g、白芍 15g。

妇女行经期加：益母草 12g。

脾虚加：白术 12g、黄芪 12g、山药 12g。

四肢不温加：桂枝 6g。

黄斑变性、色素紊乱加：黄柏 12g、知母 12g。

视网膜、视乳头水肿加：生地 30g、茯苓 12g、泽泻 12g、木通 6～9g。

【方义】 当归养血生血。白芍养血敛阴柔肝，与当归配合有疏肝和营之意。丹参、鸡血藤有舒通脉络的作用。

【病例介绍】 本病以针刺为主，在中药配合下收效更佳。以下介绍两例年龄较高的女性患者，由于情况不同，根据辨证后用针刺、配合中药治疗得到视力和视野方面的迅速提高和恢复。

106

例一：一名 54 岁女性退休工人，由于晕眩（患高血压、动脉硬化）而感到左眼视力下降、眼前黑影。经眼底荧光造影，确诊视乳头缺血性病变。眼底无明显改变，乳头色泽稍呈淡黄色，而以视网膜出现白色与褪色斑块为主要表现，视野以第 3、4 象限区内，与生理盲点相连的镰刀状视野缺损。采用针刺，配合中药活血化瘀、疏通脉道的方法。

观察经过：服药 14 剂，针刺 13 次后，视力：（左眼）0.1→0.2^{+1}，眼底白色及褪色斑块逐渐吸收，轮廓线呈模糊。

服药 16 剂、针刺 15 次后，视野恢复正常（镰刀状阴影消失）。这样的效果是一般治疗方法所达不到的。

例二：一名 48 岁女性干部。患者有低血压、供血不足等病症。由于眼底缺血性病变，使视网膜出现暗红色区，易与视网膜中央动脉阻塞相混淆。因此疑诊视网膜中央动脉阻塞转来我科针刺治疗。由于本病对针刺未能作出视力方面的迅速反应（一般情况下视网膜中央动脉阻塞，经一次针刺后，患者当即有视功能变化的反应）。因此经三次针刺后，视力仍为黑矇。经用眼底荧光造影检查，确诊为本病。改用缺血性病变的辨证用方。按本病方案治疗。

观察经过：经五次针刺后，使视力黑矇长达一周的病人恢复光感。

针刺九次视力为指数/半尺。

针刺 50 次后眼底荧光造影复查，血管充盈较前改善。

107

针刺 70 次、服中药 31 剂后，两眼视力：0.1，矫正视力 1.0。

随访复查（停止治疗半年后）：视力两眼：0.1，矫正视力 1.0，视野正常。

【体会】 本病多由高血压、糖尿病、动脉硬化及其他血管疾患造成供血不足；又因全身贫血、低血压、失血等使视乳头缺血所致。因此全身性的调治对治疗具有重要意义。在全身调治的基础上，再根据眼底望诊之症象，随症加减，就能得到满意的疗效。

本病虽有视力锐减现象，但总不如视网膜中央动脉阻塞致盲速度快（发生在顷刻间或数小时内）。这体现出"暴盲"与"青盲"的区别。本病收到针刺治疗效果的速度不如视网膜中央动脉阻塞快，在临床也可以此作为鉴别诊断。通过辨证（眼底望诊血管变化情况、视网膜褪色区、视野缺损部位），以选用就近穴位效果为佳。视乳头在发病早期色泽略淡黄或正常。随着病程的迁延逐渐褪色。这也就是向视神经萎缩方向发展、演变的过程。针刺治疗配合中药可以使较长时间的黑矇视力逐渐恢复视觉功能，是使用其他疗法难以在短期内收到的效果。视野缺损也得到恢复正常，说明针刺疗法对本病具有特殊功效。

十一、视神经炎

本病在中医眼科里称为视瞻昏渺、视瞻有色。

视神经包括球后段和眼内段。它的炎性病变，可以由颅内占位性病变（肿瘤）的压迫、外伤后颅骨骨折压迫、慢性病灶（鼻炎、鼻窦炎、中耳炎）、齿源性感染引起，也有急性传染病、药物和重金属中毒所致。发生在眼球后段的视神经炎性病变，称为球后视神经炎；炎性病变在眼内段的称为视神经乳头炎。这里主要介绍眼内段的视神经乳头炎的内容。

【病因病机】 因外感毒邪，循经脉深入上行，侵犯目系；亦因跌打于头部眼目受损所致。

【辨证】 外观无翳障之色变、无明显疼痛、瞳神大小正常。唯视物昏渺、蒙昧不清，为"视瞻昏渺"。又眼前有阴影所障，大小不一，视之有色为赤黄、碧绿，为"视瞻有色"。若日久失治，人物不辨、明暗不分则酿成青盲重症（即发展为视神经萎缩）。眼底望诊所见，病之初起视神经乳头呈充血、肿胀、边界混浊不清，有出血斑、白色斑，视乳头及网膜的动脉细，静脉扩张、迂曲。黄斑部视网膜呈星芒状皱褶。日久失治，视神经乳头色泽逐渐褪色而呈萎缩（在下一节里介绍）。

109

【治疗】 清热解毒、调气益损、疏肝和营。

合谷、睛明、球后、承泣。

【穴位释义】 合谷为手阳明经之原穴，取之疏泄头目之蕴热，有清热解毒之功效。睛明为五脉之交会穴，以调五脉在眼部之气血，达到调气益损的作用。球后为经外奇穴，是治疗视神经炎及视神经萎缩之要穴。承泣为胃经之穴，胃脉上循面颊，用之可调头面之气血；又因脾与胃相表里，脾主运化，用以渗湿消肿。

【方药】 逍遥散加减。

柴胡 9g、当归 9g、白芍 12g、白术 9g、茯苓 12g、车前子 9g、甘草 4g、生地 15～30g、石斛 9g、蒲公英 12～15g、鲜姜 1 片、薄荷 3g。水煎服，每日一剂，两次煎服。

【方义】 当归、芍药养血敛阴，并有疏肝和营之意。白术和中补脾土。柴胡升阳散热，有清理热邪之意，合白芍有平肝的作用。茯苓、车前子、生地有清热利湿、渗水消肿的功效。生姜暖胃祛痰，调中解郁。薄荷有清头目、祛风散热的作用。石斛滋阴生津。蒲公英有清热解毒的作用。甘草健脾和中。

十二、视神经萎缩

本病在中医眼科里称为青盲。

视神经萎缩是属于青盲范畴之内的疾病。它可以由视瞻昏渺、视瞻有色二症拖延失治而发展形成。青盲、视瞻昏渺、视瞻有色均为慢性的内眼病，其共同特点是视力或视野有变化。到后期，视力下降、视野缩小。但没有瞳神的变形、变色等症象。

【病因病机】

1. 肝肾不足，精血耗损，精气不能上荣于目，目失涵养。

2. 心营亏损、神气虚耗，以致神光耗散。

3. 饮食不节，劳伤过度，脾气受损，精微不化，不能运精于目。

4. 七情郁结，玄府阻闭，气血瘀滞，精气不能升运于目。

现代医学可分为原发性视神经病变，青光眼性、缺血性、糖尿病性、外伤性等视神经萎缩。

【辨证】 青盲症的特点是眼外观无异常，瞳神大小无异常、无翳障气色，唯视力逐渐减退、视野缩小，甚至失明。

初期自觉视物模糊、蒙昧不清者为"视瞻昏渺"。如兼有眼前阴影一片，甚至青、绿、蓝、黄等不同颜色的阴影者，为"视瞻有色"。若日久治疗不当，常发展为青盲重症，以至失明。因此青盲、视瞻昏渺、视瞻有色，仅是病程的各个阶段。最后导致青盲。

【治疗】 滋肾养肝、养心宁神、补中益气、疏肝解郁。

肾俞、睛明、合谷、阳白、球后、承泣。

【穴位释义】 肾俞大补肾气，为治本之计。睛明为膀胱经之穴，肾与膀胱相表里，是五脉交会之穴，可间接通调手足太阳、足阳明、阳跷、阴跷之脉气，更好配合肾俞穴收到滋肾的作用。阳白为胆经之穴，有调理足少阳胆经之气的作用。肝与胆相表里，补胆经之穴兼有养肝之意。合谷、承泣为阳明经之穴，有调气血、补脾益气的功效。合谷兼有宁神、镇静之功能，配合胆经穴位，可以收到舒肝理胆解郁的作用。球后是针刺治疗视神经萎缩的常用要穴。

【方法】 睛明、球后深刺 1.2～1.5 寸，承泣 1.0～1.2 寸，以小幅度、轻慢捻转向前推针，如进针时感到阻力、抵触，不能用强烈、大幅度捻转或过于用力前推

111

之手法操作。合谷、肾俞用提插补法。阳白针朝向眼部（斜刺），进皮肤后，针体平斜，进针 2～5 分。上述各穴位进针后留针 20 分钟，每日一次，十次为一个疗程。

【头皮针】

1. 经验取穴　在风池穴上方一横指处高耸处有枕部肌肉稍隆起是穴，直刺 2～3 分。用雀啄法进针。随后用针麻治疗仪的电极分别接在左右二穴的针柄上，接通电流。电流大小由病人自己调节，病人感觉穴位处有跳动（一侧或两侧）即可，不要太大。频率稍高一些，留针 20 分钟。

2. 视区穴　头皮针的视区，在枕骨粗隆向上 4cm，左右旁开各 1cm，两针向下方插入，接通电流同上。

【体会】　天津市眼科医院自 1970～1980 年十年中对 251 例 396 只眼的针刺治疗观察资料：

头皮针：视区，治疗方法同上。

针刺穴：主穴见阳、球后、见阳$_2$、睛明；配穴肾俞、见阳$_5$、合谷、翳明。

针刺留针 20 分钟，每日一次，十次为一疗程，中间休息 2～3 天，继续治疗。

分类：原发性 125 只眼（31.6%），继发性 205 只眼（51.8%），外伤性 39 只眼（9.8%），其他 27 只眼（6.5%）。

近期疗效：显著 24%，进步 36.9%，无效 39.1%，有效率 60.9%。

远期随访：122 只眼，间隔时间 5.5±2 年。最长为 8.6 年，最短为 2 年。随访视力与初诊视力比较：显

112

著 26.7%，进步 21.7%，无效 51.6%。疗效尚称巩固。

分类疗效比较：原发性　　　继发性　　　外伤性
　　　　　显著　18.4%　　　26.3%　　　28.2%
　　　　　进步　34.4%　　　36.1%　　　41.0%

治疗时间（平均针刺数）：显著：75.9 次，进步：54.9 次，无效：40.3 次。

通过以上临床观察，认为视神经萎缩采用针刺治疗收效尚满意，有效率在 60.9%。远期疗效有效率尚能保持在 48.4%。按病因分类的疗效比较，外伤性视神经萎缩疗效佳，继发性视神经萎缩次之，原发性视神经萎缩疗效最差。在治疗时间上，一般在针刺 50 次才能显示明显的疗效（即五个疗程）。

【病例介绍】　这里介绍两位外伤后仅有光感的病例，经当地医院治疗后视力在 0.01 左右，认为再要提高视力可能性不大。来我科通过针刺、中药治疗后，视力达到 0.1～0.2，视野基本恢复正常。

病例一：由于被自行车撞跌后，造成眼底出血、黄斑区囊样水肿、玻璃体混浊、外伤性外斜视、视神经萎缩。经过眼底荧光造影检查，发现右眼黄斑区下方及上方一部分小血管渗漏。用氩激光封闭渗漏，术后呈蜂窝状嵴。经过针刺、中药等八个半月的治疗后，黄斑中心凹光反射出现、蜂窝状、手术嵴逐渐消退、视神经乳头鼻侧新生血管吸收、ERG（视网膜电流图）检查基本正常、视力（右眼）从 0.01→0.2、外斜视消除、角膜映光点正位。

113

梁某，女，39 岁，干部。1985 年 4 月 6 日就诊。

主诉：右眼外伤后视力减退 11 个月。

病史介绍：患者去年五月被自行车撞跌，面部右侧着地。右眼伤肿，视力减退。曾于某医学院附院眼科两次住院，并被动员做右眼玻璃体切割术，由于不同意手术而出院。曾用右旋糖酐、辅酶 A、肌苷、中药、尿激酶、碘制剂等治疗，视力至 0.02 后无明显进步。来天津眼科医院诊治，经眼底病专科门诊确诊"视神经萎缩（右眼挫伤后）"，黄斑囊样水肿，转来我科针刺、中药治疗。

检查：外观右眼轻度外斜，无明显伤肿之症象，无翳障之色。右眼：视力 0.01，外眼无异常。眼底：（右眼）视乳头边界清楚，颞侧色泽稍淡，鼻侧有盘旋成簇之新生血管，黄斑区有网状灰白质，淡棕色略呈圆形斑，散在其间。中心窝光反射消失，视网膜动、静脉比例正常，走行尚可，下支静脉旁呈灰鞘，黄斑颞侧约 2～3pd 外，散在几个出血斑。左眼：视力：1.0，外眼无异常，眼底正常。

诊断：右眼外伤性视神经萎缩、黄斑囊样水肿。

中医诊断：右眼青盲（跌仆后）。

辨证：因外伤跌仆而致目系、眼内络脉受损。眼底望诊：视盘色泽变淡，黄斑颞侧外方可见出血斑。外观无翳障之色，视力减退。

治则：活血化瘀、舒通脉道、滋肾益损。

针刺：睛明与下睛明交替应用、球后、合谷、见阳、承泣。每次取 2～3 穴组方。每日一次，留针 20

分钟。

方药：桃仁 9g、红花 12g、赤芍 9g、川芎 9g、白芍 12g、柴胡 12g、地龙 9g、鸡血藤 12g、首乌 12g、知母 12g、黄柏 12g、益母草 12g、太子参 12g、白术 12g、山药 12g、三七粉（送）6g、黄芪 12g、党参 12g、茯苓 12g、生地 12g、泽泻 12g。水煎服。每日一剂，分二次煎服。

观察经过：经治疗 5 天后，曾进行眼底荧光造影检查，进一步查明黄斑囊样水肿的原因。检查结果右眼黄斑下方网膜小血管晚期呈轻度渗漏、上方较轻、黄斑渗漏极微、下支静脉充盈略晚。

经服中药 20 剂、针刺 20 次。视力：右眼：0.04。眼底：乳头颞侧色黄、黄斑区网膜上灰色网间有几个圆形淡红斑。中心窝光反射消失，原出血斑未见，下方网膜反射散乱（荧光造影后曾用氩激光在黄斑下方及上方部分小血管进行封闭渗漏照射）。

经两个半月治疗后，视力：右眼 0.06。眼底：黄斑区仍呈蜂窝样斑，上有灰色网状组织。

经四个半月治疗后，视力：右眼 0.08。眼底：乳头颞侧淡黄色，黄斑区呈蜂窝状斑。

经五个月治疗后，右眼视力：0.08。眼底：乳头鼻侧新生血管不如前显著，黄斑区蜂窝状不如前明显，上有网状灰质（眼底氩激光封闭痕迹及原乳头新生血管明显吸收）。

经五个半月治疗后，ERG：低能量光刺激 a 波大于正常范围，b 波均在正常范围。

115

经六个月治疗后，右眼视力：0.2。眼底：黄斑中心窝光反射出现。视野：（周边）上、颞侧缩小 20°，下缩小 10°。中心视野：正常。

经八个月治疗后，右眼视力：0.01→0.2。眼底：乳头边界清楚、色泽淡，血管细可见鞘状，网膜轻度水肿，黄斑颞侧可见呈星芒状之机化斑，中心窝光反射可见。回当地治疗，病情稳定即可工作。

病例二：由于患者被汽车反光镜刮倒，左眼视力：黑矇→光感，于某医学院附属医院住院治疗，视力（左眼）达 0.02，来我科经过针刺 90 次、中药 14 剂等治疗后，视力（左眼）：0.03→0.1，视野（左眼）：基本恢复正常。

曹某，男，26 岁，农民。1985 年 8 月 30 日就诊。

主诉：左眼外伤视力下降三个半月

病史介绍：患者三个半月前，左眼外眦部因被汽车反光镜刮击，当时倒地昏迷 6 个小时。外伤后 7 天，除去头部包扎敷料后，发现左眼视力仅有光感，曾去某医学院附属医院眼科住院治疗。左眼视力：0.02。出院后来天津眼科医院检查，诊断"左眼外伤性视神经萎缩"，转来我科针刺、中药治疗。

检查：右眼视力：1.0，外眼无异常，眼底正常。左眼视力：0.03，颞侧额部近眉梢处皮肤可见外伤瘢痕。瞳孔大小正常，对光（直接）反射迟钝，角膜及中间质未见明显混浊。眼底：乳头边界清楚、色泽淡，出边界血管为 11 根，褪色部位邻近呈凹陷。黄斑色泽暗、中心窝光反射消失，血管细。视野：右眼：大致正常。

左眼：仅存 35°左右，偏向鼻侧，颞侧大部分视野缺损，存留 20°。

诊断：左眼外伤性视神经萎缩。

中医诊断：左眼青盲（外伤跌损）。

辨证：因外伤跌损目系，左额、颞部存留伤痕，眼底望诊：视乳头色泽变淡，网膜中心窝光反射消失。外观无明显翳障之色，唯视力明显减退。

治则：活血化瘀、舒通脉道。

方药：通窍活血汤加减（每日一剂）。

针刺：睛明、球后、合谷、太阳、瞳子髎。每日一次，每次取 2～3 穴组方，留针 20 分钟。

观察经过：经眼部针刺 70 次后，改用头皮针（视区）治疗。

服中药 14 剂、针刺 70 次、头皮针 20 次后，左眼视力：0.1→0.3。视野：（左眼）大致正常。

【体会】 视神经萎缩可以由多种致病因素所造成。对于外伤引起的，在视神经孔无骨折压迫、视神经无严重挫断等情况下，伤前视力正常、各眼部组织的功能正常者，经过针刺、中药治疗后收效较佳。

对视神经萎缩患者，治疗前必须详细作眼压、眼底的检查，排除青光眼。如果确诊青光眼后，视力情况尚佳，力争早做预防性减压手术，术后再行针刺治疗。由于青光眼引起的视神经萎缩需要长期治疗，使视神经仅有的功能继续保持，在减压术后，再行针刺治疗收效尚好。

另外，必须对视力下降速度较快的患者进行脑系检

117

查，以排除颅脑占位性病变，必要时做 CT 检查，以明确诊断。颅脑占位性病变压迫视神经（即使手术摘除肿瘤后）的临床疗效较差。

附：急性甲醇中毒性视神经萎缩（酒后暴盲）

本病中医虽称酒后暴盲，但日久（大约 2～3 周后）即可在眼底望诊中见到视乳头色泽呈苍白，因此归属青盲范畴内。

本病过去病例甚少，甚至眼科专著也只报道一例。

甲醇是从非粮食中提取的成分，在工业上作为溶剂使用。俗称工业酒精。在漆料、染料、塑料工业应用中，操作工人因吸入甲醇蒸气及皮肤接触会导致慢性中毒。而近年来某些非法用工业酒精配制的白酒，被人饮服后经 8～36 小时的潜伏期出现全身及眼部症状。这些急性中毒病人，重者丧命，幸存者造成失明。

由于甲醇排泄缓慢，对于眼部除了破坏视神经外，尚使眼底血管发生萎缩性改变。血管呈白线状萎缩或视盘出来的血管支缺损，这样的破坏方式对视力意味着失明。

在国内外资料中，目前尚没有对本病晚期视神经萎缩在视力方面能获得挽救的方法。为了能使患者获得维持生活自理的视力或更满意的视力，笔者设计一套特殊的治疗方案，经过临床观察收效尚满意。

【病因病机】 本病是因饮服含甲醇酒类后，引起急性中毒。甲醛直接破坏视网膜的节神经细胞及视神经纤维，使眼内血管发生萎缩变性。由于甲醇排泄缓慢，中毒破坏更甚。

这些毒物（化学产物）使眼内脉道闭阻，玄府受毒，清窍蒙闭，导致暴盲、青盲。

【辨证】 患者饮服含甲醇酒类后有 8～36 小时潜伏期，如果与乙醇酒混饮潜伏期还可延长。以后出现头晕、头痛、恶心、呕吐、腹痛、腹泻、谵语、抽搐、呼吸困难、紫绀、血压及体温降低、昏迷、瞳孔散大、大小便失禁，甚至死亡。临床出现酸中毒症状及血压变化时，往往易误诊为他病。经抢救苏醒后，出现双目失明，经过 1～2 周后可以出现暂时的视力好转，低视力阶段。因此早期经眼科、内科治疗视力一度稍有上升。到晚期视乳头苍白萎缩就成为持久性视力极度减退或失明。眼底望诊所见，视乳头萎缩变形、色泽苍白，萎缩区有半透明膜样退行性改变，或呈弧形萎缩斑，视盘血管细（早期静脉充盈迂曲，晚期呈节段样痉挛，渐变细），动脉离视盘后呈白鞘状改变，严重者呈白线状萎缩、睫状区血管缺如或极少，出盘后明显变细。视网膜静脉内有瘀血柱状残留，静脉呈紫蓝色样萎缩。视网膜轻度水肿，血管呈下陷状沟纹。黄斑区中心窝光消失。这些病人大多数有足部麻木、疼痛或四肢无温等症状。

【治则】 解毒、明目、疏通脉道。

【取穴】 合谷、睛明、球后。

【穴位释义】 合谷为阳明经多气多血之原穴，眼内络脉瘀阻，宜以之调全身气血。合谷又为"四关"穴之一，以通关格，疏理阻滞之瘀结，清理受蒙之清窍。十

119

例患者均在足部及小腿内外侧有麻木、疼痛之症。此为阳跷、阴跷之经脉所在处，也是足太阳经及足少阴经循行之过。睛明为膀胱经之穴，肾与膀胱相表里，又为手足太阳、足阳明、阳跷、阴跷五脉之会穴，能通调五脉之脉气及眼内络脉之壅阻。球后通调眼部之气血，是治疗视神经萎缩的要穴。

【中药】 解毒明目、疏通脉道、活血化瘀为主。以葛花解醒汤、四妙勇安汤、通窍活血汤、补阳还五汤、逍遥散、生脉散等方剂进行综合加减，辨证组方。

【临床病例观察】 本文观察十例病例由 1986 年 12 月～1987 年 7 月进行临床治疗，并获得视力方面不同程度的提高。

一般资料：10 例患者均已超过甲醇摄入的中毒量，并达到出现昏迷的严重程度。饮酒总量最多为 625ml，最少为 200ml。在过去的眼科书籍中提到潜伏期为 8～36 小时。本文十例观察的潜伏期，最短 6 小时，最长为 30 小时，平均 18.1 ± 0.64 小时。在眼科专著中没有提及昏迷时间。经过十例观察，昏迷时间最短为 9 小时，最长为 16 小时，平均为 9.85 ± 0.77 小时。当患者中毒昏迷，经抢救苏醒后除 2 例尚能看见周围东西外，其余 8 例均为黑矇视力。在苏醒后需要经过一定的时间才能出现极低的视力，最短时间为 7 天，恢复视力为一尺指数，最长时间为 5 个月（相当于 150 天），恢复视力为光感及手动。

检查资料：本病侵犯两眼，不论男女性别、年龄高低，凡是饮用甲醇酒类达中毒剂量后均能引起两眼致病。

视力：10 例病例中 18 只眼（除了 2 只黑矇眼外），最差视力是光感，最好视力 2 只眼是 0.1、0.2，其余 16 只眼在光感至 0.04 之间。

视野：患者由于视力低弱，有些眼只无法检查视野。平面视野：均见生理盲点扩大、中心暗点、其他可见旁中心暗点，较重者可出现 1/2 或 3/4 区域的视野缺损。周边视野：可出现向心性视野缩小及中心性缺损。

眼底特征：视乳头可见鳞片状样变性、萎缩，乳头表面覆盖半透明膜性改变，乳头形态有三角形、半弧形、蚌形等萎缩缺损，色泽苍白。视盘血管：出盘血管支缺如，呈被砍断树枝状缺损。离盘血管呈白鞘状，动脉血管突然变细呈白线状萎缩或极细；静脉充盈迂曲或有缺损状态。视网膜血管：动脉突然变极细。睫状血管区内分支缺如。静脉呈紫蓝色萎缩，少数血管内可见层次分明呈柱状节段瘀血柱改变。网膜轻度水肿，血管呈下陷状沟纹。黄斑区中心窝光消失。

视觉电生理检查：P-ERG（图像-视网膜电流图）反映了视网膜内第三神经元——节神经细胞的破坏情况。P-VEP（图像-视诱发电位）反映了视神经纤维的受破坏情况。在十例患者中，以上二项指标均呈无波，显示了视神经纤维及视网膜的节神经细胞的严重破坏。

临床观察结果：十例患者 18 只眼，经过五个疗程（两例共经十疗程），结果参阅表5。

表5　病程前期、疗前、疗后视力变化情况

姓名	饮酒总量	眼别	病前视力	苏醒后视力	初恢复视力	疗前视力	疗后视力
刘某	350ml	右	1.5	二米能看见人物	指数/2米	0.1	0.4
		左	1.5		手动/眼前	0.02	0.2
钱某	300ml	右	1.5	黑矇	光感	指数/眼前	0.03
		左	1.5	黑矇	光感	0.01	0.04
许某	350ml	右	1.5	黑矇	指数/1米	0.01	0.06
		左	1.5	黑矇	手动/眼前	手动/眼前	0.03
陆某	625ml	右	1.5	黑矇	指数/1尺	0.01	0.2
		左	1.2	黑矇	指数/1尺	光感	0.05
王某	200ml	右	1.5	尚能看见书上字迹	0.1	0.03	0.7
		左	1.5		0.1	0.03	0.7
顾某	450ml	右	1.5	黑矇	光感	指数/1尺	0.7
		左	1.5	黑矇	光感	指数/眼前	0.7
徐某	250ml	右	0.3	黑矇	光感	光感	手动/1米
		左	0.7	黑矇	光感	手动/眼前	0.01
吴某	200ml	右	1.0	黑矇	光感	黑矇	——
		左	1.0	黑矇	手动/眼前	手动/眼前	指数/1尺
李某	625ml	右	1.5	黑矇	光感	0.02	0.07
		左	1.5	黑矇	光感	0.2	1.0
王某	625ml	右	1.2	黑矇	手动/1米	0.04	0.08
		左	1.2	黑矇	手动/1尺	黑矇	——

【体会】　急性甲醇中毒性视神经萎缩，目前国内、外尚没有特殊有效的疗法。本病由于甲醇在体内的氧化代谢产物，不但对视网膜节神经细胞、神经纤维造成破坏，而且对眼底血管也造成萎缩性病变。因此预后极为不良，最后将导致失明。

本节十例病例均为半年前甲醇中毒的患者。随着时间的迁延，萎缩性病变越加严重，更加带来了临床治疗的困难。笔者根据十年来积累的针刺治疗视神经萎缩及针刺、中药治疗眼底血管病变的临床资料，设计了上述治疗方案，经临床观察尚能获得满意的疗效。

本病由于眼底血管有萎缩性改变，有 2 例患者虽在病后一个月就得到治疗，但其中 1 例由于眼底血管极细，因此上升的视力不太稳固。其余 8 例均为发病半年后获得治疗的，其血管条件极差，在治疗前就已形成黑朦或仅存光感、手动视力，虽经过五个疗程的治疗，但视力上升极为缓慢。因此即使视力恢复较好的患者，仍需要进行长期的巩固性治疗，以资巩固获得的视力。

十三、癔病性黑朦、弱视

123

本病在中医眼科里称为暴盲。

癔病性弱视及黑朦，属于癔病在眼科方面的表现，是以视力突然下降为症象的一种疾病。癔性弱视及黑朦多发生于女子，偶然见男子。好发于单眼，也可以发生于双眼，引起一过性失明的皮质盲。瞳孔反应正常，眼底无变化，有时伴有瞳孔变化呈调节痉挛、全身肌肉麻痹及痉挛。癔性弱视有视野疲劳现象，即出现管状视野（即使变换检查距离，视野大小也无变化）、呈螺旋状视野缩小（做同心性测量而狭窄度渐渐增加），并有大视、小视、多视症的主诉。

这种病人一般容易生气。发病的诱因，多为明显的精神刺激，而引起大脑皮质的抑制，出现双眼或单眼的视力突然下降。我们临床上见到的视力以黑矇、光感、手动较多。这种视力障碍现象和客观检查所见，完全不相符合。本病一旦明确诊断，采用针刺治疗加上语言诱导，疗效最为理想，可以一次奏效。

【病因病机】 因七情过用、神志失常、心不得静、神扰不宁；又因忧郁、恼怒、悲伤使气机郁阻，引起阻逆不顺；或气血暗耗、伤及心脾；痰湿阻滞、蒙闭清窍，也可诱发本病。

【辨证】 外观无翳障之色，不愿睁眼，多因家庭纠纷、伤感、抑郁等引起突然视物不见。在客观检查时瞳神对光反应灵敏，眼底望诊所见正常。

【治疗】 宣通气机、醒神开窍。

合谷（双）、水沟。

【穴位释义】 水沟乃督脉之穴，督脉主一身之阳，刺之具有开窍、醒脑、通神之功效。合谷为阳明经多气多血之原穴，为三阳经之枢纽，两阳合明，又是四关穴之一，可清宁神明，调整全身气机之逆乱。

【治疗要则与具体操作】 水沟穴用雀啄泻法，针尖向鼻。合谷穴用捻转泻法。手法要重、进行强刺激：

1. 起初令病人取仰卧位，以防止病人因强烈刺激而晕针。待病人初步适应，并有视力增进时，可以留针（水沟穴），令病人自己起床、穿鞋、步行至测试视力处，检查视力，同时适当可以进行捻转手法，以防止起针后，患者又重复视力下降或不愿继续测验视力。

2. 针刺必须配合语言暗示　针刺过程中要有暗示，此时不应有家属在场。同时应详细了解本次发病的主要原因。如因生气，针刺时则可说："手上这一针可以调节您的气血。气向上行，可以使您眼部受阻的气血开通，就能看见东西了。"进行捻针手法后可询问："眼前比原来是否亮一点了?"如果视力有好转就令他朝天花板（仍仰卧位）方向看并问："是否已经看清楚房顶和电线?"如果已经能看见周围物体，可以在留针的情况下，起床、穿鞋、测试视力，判定治疗效果，并要求在家属伴同下，再试一次视力，以资起到对患者视力的巩固作用，避免出现反复。

3. 尽量做到一次性收效　在针刺操作、语言暗示过程中，均以这种病一次就能治好的语言告诉病人。往往家属虽然已看到病人的视力明显增长，或已恢复正常，但是尚有疑虑，有时家属会询问："还需要吃什么药"或"什么时间再来治疗"。此时必须以坚定的态度回答："视力已经恢复正常，病已经好了，还吃什么药，根本不用再来治疗了"。这些话实际上是给患者听的，这样不致于使病人对自己的视力恢复进行猜疑，可以防止复发，达到巩固疗效的目的。

【病例介绍】　十例病例情况详见下（表6）

表6 癔病性黑矇、弱视病例介绍

姓名	性别	年龄	诱因	发病时间	针刺前后视力				针刺穴位
					治疗前		治疗后		
					右	左	右	左	
张某	女	28	双目突然失明4天,过去曾有头痛	4天	黑矇	黑矇	1.5	1.5	合谷(双)头针视区(电针)
王某	女	35	6天前碰撞枕部,伤后双目视力下降只辨黑白,发病前曾生气	6天	手动	手动	0.9^{-3}	0.8^{+2}	睛明、球后、合谷(均双)印堂、人中
刘某	女	49	突然视物不见2天,因心情悲伤,再加生气	2天	0.2	0.3	1.2	1.2	人中、合谷(双)
陈某	女	40	因吵架双目黑矇	1天	黑矇	黑矇	1.0	1.0	人中、合谷(双)
陆某	女	51	6天前因生气双眼突然看不见东西	6天	0.5	0.4	1.5	1.5	人中、合谷(双)
王某	女	19	双眼视物不清3天,左眼尤甚,原因不明	3天	0.8	0.1	1.0	1.0	人中、合谷(双)

126

续表

姓名	性别	年龄	诱　　因	发病时间	针刺前后视力				针刺穴位
					治疗前		治疗后		
					右	左	右	左	
阎某	女	68	双眼视物不见3天,因心情激动,啼哭后而致	3天	指数/眼前	指数/半尺	0.2	0.2	人中、合谷(双)
张某	女	25	因生气,次日凌晨视力消失,神志昏迷	2天	指数/1尺	指数/1尺	1.2	1.2	人中、合谷(双)
					两眼戴镜:0.02		两眼戴镜		
王某	女	30	3天前因着急,双眼视力丧失	3天	指数/眼前	指数/眼前	1.2	1.2	见阳、太阳（均双）
杨某	女	33	着急后头晕、视力丧失	2天	黑矇	光感	1.2	1.2	合谷、太阳（均双）

127

　　表中介绍的十例患者,均为女性,双眼视力下降大多数因生气、着急、悲伤、恼怒而致,经过针刺一次后视力恢复正常为大多数,少数有二次者。没有一例失败。疗效为100%。

　　【体会】　对于本病的诊断必须慎重。眼底望诊所见正常,患者视力下降程度与瞳孔的对光反应的活跃情况不相符合,这些为本病的特征,也是诊断的重要依据。因某些眼病,视力下降迅速,早期眼底未见明显异常变化,而易误诊为本病。通过临床观察可以给予排除。本病一般情况下,针刺一次即能痊愈。如果治疗三次以上可以考虑排除本病，但是必须密切注意眼底情况及进一步作脑系科、内科等详细检查。我们遇到一例脑瘤患者，早期视力减退，眼底未见异常，瞳孔反应一般，经三次针刺治疗后未见视力明显好转，建议进行脑系科检查，曾做 CT 检查为正常。继续观察发现眼底视神经乳头的色泽逐渐改变，因此还是考虑为颅脑占位性病变。后来这例患者最后确诊为脑部肿瘤，进行手术治疗。

十四、色　盲

本病在中医眼科里称为视赤如白症。

本病为先天性因遗传而致的疾病。一般视力较好，主要是对辨别物体颜色发生障碍，尤其以对红、绿辨色障碍为多见。全部不能辨认者为全色盲，有部分图片能辨认者为色弱。祖国医学对此症早有认识，在宋代的《六科准绳》及明代的《审视瑶函》中，对于本病的病因、病机、辨证都作了详细的描述，称为"视赤如白"症，并认为五脏配五色，当其色而别之，以知何脏乘侮为病。我国在 1958 年郑氏、叶氏对色盲的针刺治疗已有报道。近年来南朝鲜对针刺治疗色盲也有报道。通过针刺治疗能获得较满意的效果。

【病因病机】　因先天发育不良，又因脉络阻郁，玄府不和，阴精不能上荣于目所致。

【辨证】　眼部无他症，视力如常人。唯不能正确辨认色泽、浓淡、明暗相同的颜色。视物却非本色，视赤如白。对于红、绿两色之分辨尤为困难，视之均为灰白色。

【治疗】 调和气血、补中健脾。

1. 郑静候老中医方

主穴：瞳子髎、上关、天牖。

配穴：（近距穴）听宫、睛明、丝竹空、四白、巨髎、头维、攒竹、风池、阳白、目窗。

（远距穴）合谷、臂臑、足临泣、光明、足三里。

方法：头部近距离穴位，均用轻刺激手法，留针10～20分钟；手足远距离穴位，均用重刺激手法，留针20～30分钟。隔日一次，治疗十次为一疗程。

2. 本组取穴

睛明、瞳子髎、光明、合谷、上关、目窗、临泣、攒竹、承泣、球后。

方法：

每次任选二穴，眼部穴位与体穴配合，分成二组。两组穴位每组为十天（每日一次），十天为一疗程，互相轮换交替使用。每次留针20分钟。

【穴位释义】 睛明调和眼部之气血，主治各种眼病如赤眼、胬肉、迎风流泪、内外翳障、雀目、视觉不清、青盲、近视等。瞳子髎为胆经之穴，手足少阳、手太阳三脉之会，肝与胆相表里，以资调和肝胆之气。光明为足少阳胆经之络穴，别走厥阴肝经，以资调和肝气之逆阻。合谷为阳明经多气多血之原穴，以调和全身之气血。上关为手足少阳、足阳明之脉之会，可散风活络。目窗主治头痛、目眩、弱视、目赤痛，为足少阳、阳维脉之会。足临泣为胆经之穴，清热消肿、通经止

129

痛。攒竹主治目眩、目翳多泪、视物不明、赤眼肿痛、眼睑瞤动。承泣主治慢性结膜炎、近视、远视、散光、内斜、色盲、青光眼、视神经萎缩、白内障、角膜炎、色素变性等病。又因是胃经之穴，胃脉上循面颊，可调头目之气血；脾与胃相表里，脾主输布、运化，取之以运精于目。球后为经外奇穴，以调和眼部气血。

十五、原发性视网膜色素变性

本病在中医眼科里称为高风内障、阴风内障（《目经大成》）。

本病多为先天性，具有一定的遗传因素。以夜盲为主症，发生的年龄不一。随着病情的发展、演变而出现视力减退、视野缩小，以至管状视野。晚期在日光下也出现视物不清。本病并非单纯的夜盲症，它有特殊的眼底表现。由于视网膜外层色素上皮的变性，色素细胞的破坏，色素颗粒集合在视网膜血管周围，形成骨细胞状的色素斑。也是眼底所见，靠近赤道部网膜上，似骨细胞状，呈多角形的色素斑是本病的特征之一。在视网膜杆状细胞的变性，继而变性向中心转移，使视野日益缩小。本病在命名方面，《目经大成》里批评《审视瑶函》对此病命名为"高风内障"，认为义不可释。

【病因病机】 《原机启微》认为系：阳衰不能抗阴之病。脾胃者，仓廪之官，在五行为土，土生万物，故为阳气之原。其性好生恶杀，遇春夏乃生长，遇秋冬则收藏。若有忧思恐怒，劳役饥饱，则阳气下陷。阳气下

130

陷，则于四时一日，五脏六腑之中，阳气皆衰。阳气既衰，则于四时一日，五脏六腑之中，阴气独盛。阴气既盛，故阳不抗。目为肝（足厥阴），神水为肾（足少阴）。昼为阳，天之阳也。人亦应之。我之阳虽衰，不得不应而升，故犹能昼视通明。遇天阴盛阳衰之时，不得不应之时伏也，故夜视罔所见。

《目经大成》认为：元阳不足之病。月太阴，灯亦是阴安能内助乎阳，而容必照焉。天地相参则阴阳之气，无时不中，亦无时不合。平旦阳气生，中午阳气隆，日西阳气急，气门乃闭。人而阳不阴则气下陷。阳气下陷，则阴气上腾，纵有火月色终不能睹。

本病为元阳不足，阳气下陷，阴气上腾。先天之本不足。肾之元阳不足，不能响应天地之昼夜、阴阳之变化，所以夜间不能视物。

【辨证】　外观无内外翳障之色，初起唯夜晚视物不见，白昼视力似如常人。起病年时不一，有少年、壮年。先为夜视罔见，后视力日益模糊、视野缩小，时有碰撞身旁之物之虞。晚期出现白昼怕光，有些患者眼前呈现条束状闪光。

【治疗】　调补气血、滋肾健脾、舒通脉道。

百会（补法或灸）、合谷、睛明、球后、承泣、足三里。

【穴位释义】　百会为督脉之穴，督脉为诸阳之首，主一身之阳。百会为督脉之巅，有三阳五会之称，可调一身之阳气。元阳不足，阳气下陷，以其调之。合谷为阳明经多气多血之原穴，以调气血。承泣、足三里培补

131

中土，补益五脏六腑之气。睛明为膀胱经之穴，肾与膀胱相表里，肾、命门之元阳不足，取其补之。睛明又主治眼科诸症，取之以调治眼内之脉气。球后通调眼部气血，以养于目。

【方药】 调补气血、滋肾健脾、疏通脉道。

熟地 12g、黄芪 15g、白术 12g、首乌 12g、夜交藤 12g、女贞子 9g、当归 9g、白芍 12g、鸡血藤 12g、五味子 12g、夜明砂（包）15g、苡仁 9g、茯苓 12g、苍术 12g、玉竹 12g、知母 12g、太子参 12g、石斛 9g。

【方义】 熟地、黄芪、白术、太子参，补中益气，治下陷之气。首乌、知母、苡仁、夜交藤，滋益肝肾。石斛、夜明砂、苍术、五味子，明目、敛气，不使阳气过于发散于外，使夜间能视。玉竹、女贞子、鸡血藤，滋阴养血，调和上注于目之气血和络脉。当归、白芍、茯苓，养血敛阴，疏通脉道，以利水湿。

132

【病例介绍】

例一：赵某，女，35 岁，工人。1981 年 12 月 4 日就诊。

主诉：晚上视物不清七年。

病史介绍：患者七年前发现晚上视物不清，诊断为"视网膜色素变性"，曾于我科进行两个疗程（20 次）针刺治疗，视力提高两行，后因妊娠而停针刺，未用其他治疗。近来视力减退，再次来我科要求针刺治疗。

检查：视力：右眼 0.3、左眼 0.6，外眼未见异常。眼底：两眼乳头边界清，色泽正常，网膜周边部可见黑色骨细胞样色素，黄斑部及中心窝光反射不清，血管动脉稍细，其他未见异常。

脉沉细、舌淡红、苔薄白、纳尚佳、寐多梦、无耳鸣、有腰酸、月经正常、口干。

诊断：双眼视网膜色素变性。

中医诊断：高风内障（阴风内障）。

辨证：外观无翳障，唯晚上视物不清，日益加重，视力减退。

治则：健脾益肾、通调气血、兼补阴液。

方药：患者经十个疗程针刺治疗后，自1984年3月16日起单纯服中药治疗。

熟地12g、首乌12g、女贞子9g、枸杞子30g、五味子12g、当归9g、夜明砂（包）12g、苡仁9g、茯苓12g、白芍12g、苍术12g、知母12g、太子参12g、麦冬9g、狗脊9g、玄参9g。水煎服，每日一剂。

观察经过：患者经过十个疗程针刺治疗后，视力：右眼0.4、左眼0.8，视野：向心性缩小10°左右。

经过服中药92剂后。视力：右眼0.4→1.0、左眼0.8→1.0，视野：较前扩大5°～10°（基本恢复正常）。

例二：张某，男，16岁，农民。1984年7月17日就诊。

主诉：自幼晚上视物不清16年，近一年来症状加重。

病史介绍：患者自幼晚上视物不见。曾认为营养缺乏，服鱼肝油、羊肝等，未见明显好转，近一年来白天视力模糊，要求治疗。经门诊确诊"视网膜色素变性"，转来我科。

检查：外观无外翳内障，形态正常，头发淡黄色。

视力：右眼 0.4、左眼 0.6，外眼未见异常，两眼角膜、中间质未见异常。眼底：两眼乳头边界清，色泽正常，血管稍细，黄斑区可见极少黑色骨细胞样色素块，于黄斑区周围有散在较多的黑色骨细胞样游离色素。

脉弦稍数、舌淡红、苔薄白、纳佳、寐多梦、二便正常、耳鸣。

诊断：双眼视网膜色素变性。

中医诊断：高风内障（阴风内障）。

辨证：外观无翳障，唯晚上视物不清，日益加重，视力减退。

治则：健脾益肾、通调气血、兼补阴液。

方药：

熟地 12g、黄芪 15g、白术 12g、首乌丁片各 12g、女贞子 9g、当归 9g、白芍 12g、鸡血藤 12g、五味子 10g、夜明砂（包）15g、苡仁 9g、茯苓 9g、苍术 12g、玉竹 12g、玄参 12g、知母 12g、石斛 9g、太子参 12g。水煎服，每日一剂。

针刺：

取穴：合谷、睛明、承泣，每日一次，每次留针 20 分钟。

观察经过：经服中药 13 剂、针刺 20 次，诉晚上视物较前清晰，视野也扩大，原来看房子棱线下部看不见，经治后能看见。视力：右眼 0.4→0.6、左眼 0.6→0.7，视野检查：明显扩大 10°～20°。

经服中药 33 剂、针刺 42 次后，视力：右眼 0.8、左眼 0.8，视野基本恢复正常。

例三，一位 57 岁的男性老年患者。30 岁发现夜盲，视力在正常范围。50 岁开始发现晶体后囊混浊。7 年前视野明显缩小，5 年前开始视力显著减退。家属中有类似这种病史。患者治疗时为管状视野。经过针刺 50 次、中药 65 剂，视力：右眼 0.6，矫正视力 0.8；左眼 0.7，矫正视力 0.9。视野：在周边部出现 15°～20° 宽的半环状（能跨两个象限范围）及 15°～20° 的块状视野。

这是在管状视野及老年患者、并有晶体后囊混浊的极度困难条件下，取得的临床疗效，具有较深刻的意义。

例三：童某，男，57 岁，高级工程师。1985 年 11 月 22 日就诊。

主诉：夜盲 27 年，视力明显减退 5 年。

病史介绍：患者自 1958 年开始发现夜盲，视力尚佳。曾于 1977 年检查视力两眼均为 1.2。自 1981 年起视力明显减退，7 年前感到视野明显缩小。近几个月来更甚。曾经肌注毛冬青、脑垂体埋藏、针刺等治疗，视力、视野情况未见好转。患者因视野缩小、视力减退来天津眼科医院诊治，经门诊及眼底病专科门诊确诊"视网膜色素变性"，要求针刺、中药治疗转来我科。

检查：外观无外翳内障，光线稍暗处步态拘束。视力：右眼：0.5、左眼：0.6，双眼：外眼未见异常、角膜透明、瞳孔正常、晶体皮质内有散在性混浊，后囊有小片状灰白色混浊，玻璃体轻度混浊。眼底：两眼乳头边界清楚，色泽趋蜡黄，黄斑色泽红，动、静脉均很细，由乳头周围向赤道部，包括黄斑周围，可见散在条状、斑块、多样之色素，也有沉着于血管上，局部色素互相

135

连结构成网状，后极部色素脱失，脉络膜血管硬化，呈豹纹状眼底，中心窝光反射未见。视野两眼：管状视野 15°左右（图1、图2），两眼：ERG 呈熄灭型波。

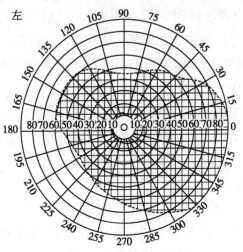

图1

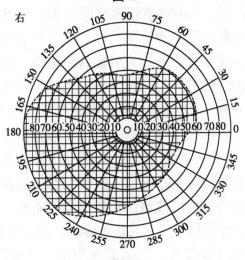

图2

诊断：视网膜色素变性、屈光不正（双眼）。

中医诊断：高风内障、视近怯远、云雾移睛。

辨证：外观无明显翳障之色，夜盲 27 年，视力日益减退，视野缩小。眼底望诊：眼内络脉细弱、色素广泛游离。

治则：健脾益肾、疏通脉道、调和气血。

方药：熟地 12g、黄芪 12g、苍术 9g、首乌 12g、夏枯草 12g、柴胡 12g、白芍 12g、鸡血藤 12g、太子参 12g、五味子 9g、麦冬 9g、菟丝子 12g、白蒺藜 12g、谷精草 12g、甘草 6g、夜明砂（包）15g。水煎服，每日一剂。另服黄连羊肝丸，每日二次，每次一丸。

针刺：睛明与下睛明交替应用，球后与承泣交替应用，合谷（均双侧）。每日一次，每次取三穴；留针 20 分钟，十次为一疗程。

137

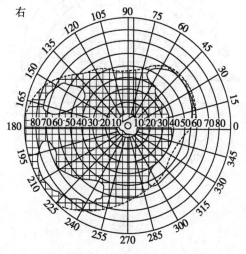

图 3

　　观察经过：经服中药 65 剂、针刺 50 次，视力：右眼 0.6，矫正视力 0.8；左眼 0.7，矫正视力 0.9。视野：右眼：管状视野小于 10°，在周边三处分别出现新视野岛：颞下位于 195°～255°之间、宽约 10°的弧状视野岛；颞上位于 165°～135°之间呈 20°大小椭圆形视野岛；鼻侧跨 1～4 象限位 70°～300°之间宽为 15°～20°的弧状视野岛（图 3）。

　　左眼：管状视野 10°左右，在周边部三处分别出现新视野岛：颞上方位于 15°～45°之间可见 15°椭圆形视野岛；颞下和鼻下方位于 240°～345°之间跨越 3、4 象限区内可见约宽 15°左右的弧形视野岛；鼻侧上方位于 135°～180°之间可约 15°左右椭圆形视野岛（图 4）。

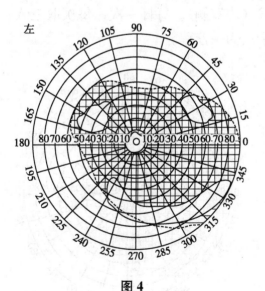

图4

　　例四：张某，男，35 岁，工人。1985 年 9 月 1 日就诊。

主诉：夜盲、视力下降25年。

病史介绍：患者自1960年开始视力下降，晚上更感困难，近年来症状加重，走路呈躲避状，出现慢移步态。光线稍暗处行走困难。视野明显缩小，经多种药物治疗未见效果。经门诊确诊"视网膜色素变性"，转来我科针刺、中药治疗。家属中无类似此病者。

检查：外观无明显翳障之色，唯光线稍暗处行动缓慢、呈慢移步态。

视力：右眼0.1、左眼0.2，外眼无异常，角膜透明，晶体、玻璃体未见明显混浊。眼底：两眼乳头边界清楚，色泽蜡黄，网膜血管细，网膜局部呈退行性变。视野：右眼管状视野＞5°，左眼管状视野5°左右（图5、图7）。两眼：ERG呈熄灭型波。

139

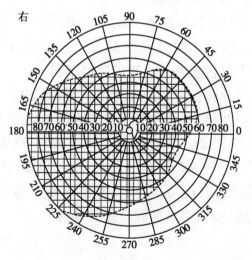

图5

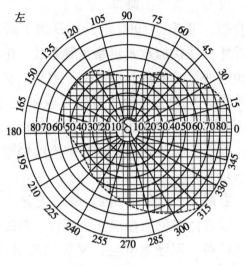

图 6

140

诊断：两眼视网膜色素变性。

中医诊断：高风内障（阴风内障）。

辨证：夜盲、视力下降 25 年，视野明显缩小，眼底望诊：大量色素游离、眼内脉络细弱。

治则：补脾益肾、疏通脉道、调和气血。

方药：熟地 12g、当归 9g、山药 12g、苍术 9g、柴胡 12g、白芍 12g、丹参 12g、地龙 9g、鸡血藤 12g、太子参 12g、五味子 9g、麦冬 9g、知母 12g、黄柏 12g、首乌 12g、山萸肉 9g、炙甘草 6g、菟丝子 12g、夜明砂（包）15g。水煎服，每日一剂。

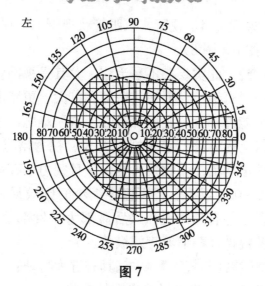

左

图7

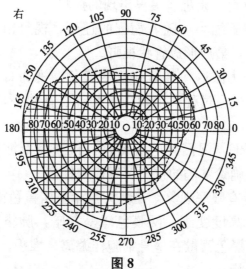

右

图8

　　针刺：睛明与下睛明交替应用、球后、合谷，每日一次，每次取三穴，留针20分钟。

　　观察经过：经服中药56剂、针刺60次，视力：右眼 0.3、左眼 0.4，视野：双眼管状视野 15°（较原来扩大 10°，图 6、图 8）。

【体会】 此类疾病不易治疗，尤其是视网膜色素变性发生的视野缩小，要使它恢复和扩大，更感困难。有人认为可能性不大。我们针对临床这一难题，进行研究观察，以上述方法，获得视野扩大、视力增进的效果。但是要求早期治疗，收效才佳。一旦视力仅存留眼前指数或 0.2～0.3 以下、视野极度缩小时则效果较差。而晚期患者合并有晶体混浊（后囊部为好发部位）、玻璃体混浊及视神经萎缩等疗效极差。

【本病特征与规律】 本病具有五大特征：

1. 夜盲　是患者最早出现的症状。

2. 视野缩小　随着病程的迁延，视野由周边缺损向心缩小，最后形成管状视野。

3. 视力减退　随着病程的迁延，视力日益减退甚至失明。减退过程中出现白天怕光、视物不清（昼盲）症象。

4. ERG（视网膜电流图）　检查呈低波型或熄灭型波，是确诊本病的重要客观检查标志。

5. 特有眼底现象　视乳头色泽呈蜡黄色或淡黄色，网膜血管高度变细，网膜色泽呈灰暗，脉络膜血管硬化，网膜黑色素散在呈骨细胞样游离、堆积，甚者使网膜呈污秽状。

以上特征在临床诊断、治疗中很有意义，分别介绍如下：

1. 本病除了眼底有色素游离及堆积呈骨细胞样的

142

色素斑外，在血管方面表现为动脉细或动、静脉均细。由于动脉的闭塞性硬化，造成供氧不足，需氧组织均可发生变性和退行性变化。在脉络膜、网膜方面，可以呈现豹纹状眼底；视盘色泽渐呈浅淡或呈蜡黄。在晶体方面由于供氧、代谢的改变使晶体后囊出现点状混浊（好发在晶体的中央部位）；玻璃体也可发生混浊。晶体的混浊多见于 50 岁以上患者，但年轻患者也有发生。因此在病程晚期，发生管状视野的患者其仅存的中心视力也被剥夺。眼科书上认为中心视力可以保持直到暮年。而临床上所观察到的丧失视力者均由白内障引起。这些病人并发的白内障如果采取手术摘除又如何呢？由于该病使网膜功能日益低落，若再并发视神经萎缩，其效果可想而知。

2. 本病 ERG（视网膜电流图）检查以熄灭型波为特征。也有低于正常的 a 波或 b 波出现，谓之"低波型"。在临床治疗上，熄灭型的视力、视野的提高，尤其是视野的扩大较为困难。而低波型患者（一般这些病人尚未到达管状视野的阶段）即使有向心性视野缩小、视力下降，经过治疗还是能够得到明显的视野扩大与视力提高。因此"低波型"的临床疗效较"熄灭型"为佳。

3. 对视力、视野的治疗观察分析发现，患者出现环状视野（半环状视野＋管状视野），这是由向心性视野缩小向管状视野发展的过渡阶段。如果患者只有向心性缩小 $10°\sim15°$ 视野的阶段，在这时期通过及时治疗，视野还能明显得到改善和扩大，视力也能得到明显提

143

高。当出现半环状视野后，单纯使用针刺治疗则难以收效。在中药、针刺配合下，发现对 5°左右的管状视野尚能使之扩大，或出现新的半环状视野区。在年龄方面，50 岁以上患者的视野，更呈明显缩小，似乎 50 岁是一个视野恶化的转折点。可能由于年龄的增长更加剧了血管硬变的病理改变，眼底动脉闭塞的程度更加严重，而导致视野进一步恶化。根据这一机理，应用疏通脉道的中药参与组方，收效较佳。

4. 针刺后引起球后出血的观察　临床观察发现，这些患者针刺后容易出现球后出血。经过治疗到一定阶段，针后出血情况日益好转或消失。这一阶段也是患者的视力、视野出现进步、提高的阶段。这一现象似乎可以说是一个良好的信息和标志，说明针刺、中药对眼部血管状况的改善及供血的好转起了作用。

144

【注意事项】　本病由于血管硬化、血管脆性增加、弹性差，因此针刺时很容易引起球后出血。这种情况并不影响针刺疗效，但是要谨慎操作。

本病切忌过度使用视力或在昏暗光线下努力阅读，这些均能导致视力骤退及视野缩小，而且不易恢复。

十六、近　　视

本病在中医眼科里称为视近怯远症。

近视眼是眼科常见病之一，多发生于青少年这一阶段。近年来根据遗传学研究，认为一部分轻度、中度近视眼是由于遗传所致。余曾经于 1958 年在上海开展针刺治疗近视眼的研究工作，并将临床观察的有效穴位，应用穴位按摩的方法，参加了上海市沙眼防治所、市卫生防疫站、市推拿门诊部、气功疗养所、铁道医学院等单位集体编制的全国第一套眼保健操。在著名推拿专家和中西医眼科专家也参加这项工作的情况下，进行了学校试点和推广工作。以穴位按摩代替针刺治疗，进行对学生近视的预防。经过二十余年的改进和推广使用，经历了时间的考验，证实对于广大青少年预防近视具有一定的作用，也是目前对于近视眼较为有效的预防方法。

【病因病机】 可由先天性遗传所致，眼球形体异于正常（眼球突出——眼轴延长）；又因后天学习或近距离工作、精刺细绣或病后视力未复，竭视劳瞻等所致。

【辨证】 视物眯缝眼裂、近视数寸距内能辨细字，远视一片眈眈。久之眼前如蚊蝇翅翼状、水草状的阴影飘游，外现眼珠前突，甚者引起暴盲等症（眼底出血或视网膜脱离）。

根据调查，后天发生的近视以学生为主。他们的发病高峰在小学五年级～初中这段年龄组。

【治疗】 滋补肝肾。

合谷、风池、睛明、承泣。

【穴位释义】 合谷为阳明经多气多血之原穴，对气血不足而致睫状肌痉挛可予以缓解。风池为胆经之穴，近视由于竭视劳瞻，目得肝血而能视，肝血亏虚，而血虚生风，使调节肌痉挛，以此调和肝血、祛风解痉。睛明为足太阳膀胱经之穴，肾与膀胱相表里，为壬水，取之以水涵木，使目得所养。睛明主治眼科诸疾，又为五

145

脉之会，以资通调眼部气血。承泣为胃经之穴，胃脉上循面颊，可以通调眼部络脉之气血。

【病例介绍】 周某，女，14 岁，学生。1981 年 8 月 3 日就诊。

主诉：视物模糊 3 个月。

病史介绍：患者戴镜已经数年，近 3 个月来，戴上原镜片，视物模糊，此眼镜为一年前验光后配用的，矫正视力为 1.5。由于屈光度数加深，以致视力模糊。要求针刺治疗。

检查：视力：

右：0.03j1.2×−6.00D=0.5

左：0.04j1.2×−7.00D=0.4

两眼角膜光滑透明，晶体、玻璃体透明，眼底未见异常。

诊断：两眼屈光不正。

中医诊断：视近怯远。

辨证：外观无翳障之色，瞳神大小正常，风、气两轮清晰。数年曾戴镜矫治，矫正视力良好。近三个月来已不适应一年前之镜片，近视力佳。

治则：通调气血、健脾益肾。

针刺：合谷、睛明、承泣。每日一次，留针 20 分钟。

观察经过：经以上穴位针刺三次，戴原有镜片，矫正视力：右眼 0.9、左眼 1.0

经针刺七次，戴上原有镜片，矫正视力均为 1.5。